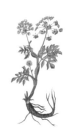
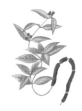

善用本草
养脾胃

主　编　卢传坚　陈　延

副主编　郭　洁　黄智斌

编　委　宋莉萍　查冠琳

　　　　王军飞　庄映格

　　　　李馨妮　卢悦明

　　　　朱海媚　杨晓雁

绘　图　高阳

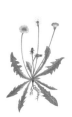

人民卫生出版社

图书在版编目（CIP）数据

善用本草养脾胃 / 卢传坚，陈延主编. — 北京：
人民卫生出版社，2020
ISBN 978-7-117-30174-9

Ⅰ.①善… Ⅱ.①卢… ②陈… Ⅲ.①健脾 – 中草药
– 养生（中医）②益胃 – 中草药 – 养生（中医） Ⅳ.
①R256.3

中国版本图书馆 CIP 数据核字（2020）第 111699 号

人卫智网	www.ipmph.com	医学教育、学术、考试、健康，购书智慧智能综合服务平台
人卫官网	www.pmph.com	人卫官方资讯发布平台

善用本草养脾胃

主　　编：卢传坚　陈　延
出版发行：人民卫生出版社（中继线 010-59780011）
地　　址：北京市朝阳区潘家园南里 19 号
邮　　编：100021
E - mail：pmph @ pmph.com
购书热线：010-59787592　010-59787584　010-65264830
印　　刷：北京铭成印刷有限公司
经　　销：新华书店
开　　本：710×1000　1/16　印张：15
字　　数：187 千字
版　　次：2020 年 9 月第 1 版　2024 年 8 月第 1 版第 4 次印刷
标准书号：ISBN 978-7-117-30174-9
定　　价：68.00 元
打击盗版举报电话：010-59787491　E-mail：WQ @ pmph.com
质量问题联系电话：010-59787234　E-mail：zhiliang @ pmph.com

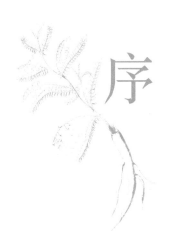

序

古人有云："竹头木屑，曾利兵家。"用兵之道与中医用药本有共通之处，为帅者调兵遣将，为医者则选药组方，行军打仗不问出身，本草药物亦无分贵贱，关键在于如何运用。许多本草中药在人们眼中，不过是些"竹头木屑"，但在治病救人时却发挥了极大的作用。尤其是日常所用的各种食材，看似平平无奇，却能发挥意想不到的功效。且因它们随手可得，对于日常调养的实际意义会更大。

食疗其实也是中医治病中重要的一环，说到底，食物与药物都源于自然，只是食物多性质平和，因此人人皆可日常食用，而药物偏性较强，便化作医生手中的工具。由此看来，食物与药物间的界线并非泾渭分明，有不少材料便属于"药食同源"，既可作为食物，又有一定的药用价值。尤其是在慢性病的调养中，更需要这些性质平和的可药可食之物，且人对药物多有畏惧之

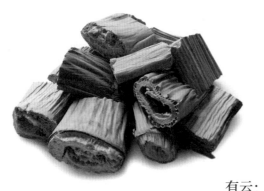

心，但对于食疗则更容易接受，易于长期坚持。

在食疗之中，以调养脾胃为要。古籍有云："有胃气则生，无胃气则死。"水谷精微的化生，都需要经过脾胃，若胃气已匮，连外界食物的滋养都无法获取，谈何康复。因此，本书虽以《善用本草养脾胃》为名，却并非仅针对调理脾胃，而是以养好胃气作为调养的出发点。

同时，本书遵循传统食疗"药食同源"的特点，选取的本草都是日常所见、所用之物，高雅如陶渊明所赏的菊花，通俗如烹调时常用的大枣，上至树梢的桑叶，下至土中的天麻、山中的人参……这些点缀在生活中的本草都被一一挖掘，结合传说故事和文献记载加以解释说明，将其功用、原理和用法依序阐述。书中所载食疗本草的功用，很多都是人们日常所用，但却未必能人人尽知其道理，因此读者读来既会十分熟悉、亲切，又有耳目一新之感。

作为一本中医科普书籍，本书由浅入深，将中医隐藏于生活中的智慧为读者一一点拨。使读者在通晓本草效用原理之后，便能举一反三，将食疗应用得更为灵活广泛。在掌握了"以胃气为本"的原则后，读者还能够依据书中的本草分类，围绕脾胃的变化和自身需求，进行有目的的调养，比起一味地"滥补"，更能有的放矢。

最后，以《食鉴本草》中的一段话赠与各位："乃知人生之一饮一食，莫不各有宜忌存焉。若五谷菜蔬，以及瓜果六畜等类，靡不毕具。或食以延年，或食以致疾……吾愿摄生者，以有益者就之，无益者违之，庶养生却病，两有裨焉。"愿诸君亦如此，善用本草，却病延年。

国医大师

广州中医药大学首席教授

禤国维

2019 年 8 月 8 日于广州

前言

善用本草养脾胃，乱用本草伤脾胃。

源于自然的各种本草，陪伴着中华民族走过了数千年的历史。中国人对于本草有着天然的亲近感，它不仅包括各种可作药用的植物，也泛指矿石、动物等一切可入药的天然药材。近年，随着"养生热"，人们对于中医食疗燃起了莫大的兴趣，市面上各种养生药膳的书籍可谓五花八门，但是却鲜有人从药膳的"主角"——本草这一角度，给读者介绍相关知识。编者以为"授人以鱼，不如授人以渔"，道明本草各自的作用、功效，读者便可自行灵活应用，岂不更是美事一桩。

本书虽以"善用本草养脾胃"为主题，但并非是简单集合了所有"补脾胃"的本草。书中所介绍的，都是生活中常见的本草，大家喜欢用它们进行调养，无非是认为本草药膳方便、可口又安全，殊不知口口相传的"秘方"未必人人适用，天天食用的药膳材料也各有自然偏性。如果用法不当，直接受损的往往就是我们的脾胃，生活中不乏因药膳调补不当而伤及脾胃的例子。对于这些本草，很多人仅略知其作用，却不知道它适合用于什么情况，甚至还存在不少认识误区。因此，凡是有心于中医养生的读者，都需要一本"介绍本草"的科普书籍，助您当好自己的"调理师"。

为了使内容更加层次分明，我们将本草按其作用属性分为五大类，并将其中的四类对应不同的季节；对每一味本草的叙述也都分为"细解本草""本草功效""活用本草"3个部分，分别对应药性、功效、用法3个模块，以便读者快速找到自己想要的内容。同时，为了使书中知识更加容易被读者"吸收"，我们力求将深奥的中医原理化为通俗易懂的各种比喻和故事，使读者能在愉快的阅读过程中，不知不觉地步入本草知识之门。

在如今这个过于浮躁的时代，寻求"速效神方"的人太多，而愿意静心读书的人却太少。但中医养生往往需要耐心、沉下心来去了解和学习，才能找到适合自己的养生方法。愿读者在读完本书后都能有所获益，能够"善用""巧用"本草，为您及您的家人、朋友服务；也愿中医科普事业能够再进一步，让更多的人能够在生活中真正地享用中医知识所带来的益处。

道之所传，乐而忘忧。

卢传坚　陈　延

2019 年 6 月于广州

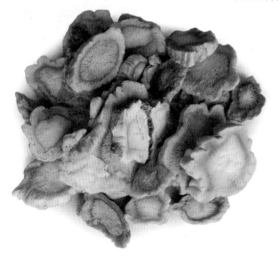

目录

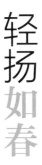

轻扬
如春

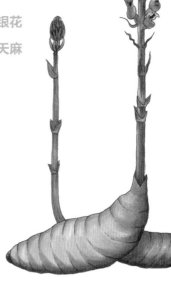

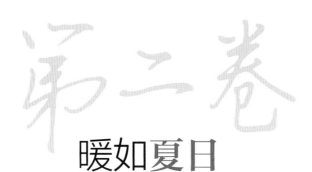

暖如夏日

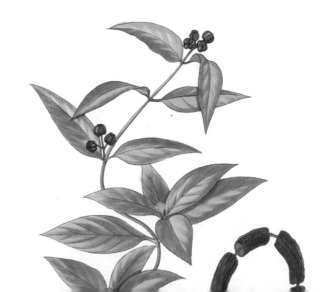

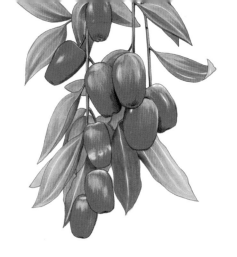

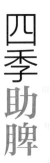

四季助脾

■ 补脾虚

■ 祛湿邪

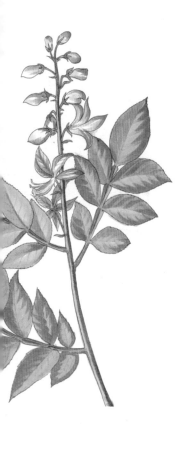

第四卷

凉降似秋

▌清热降气

封
藏
如冬

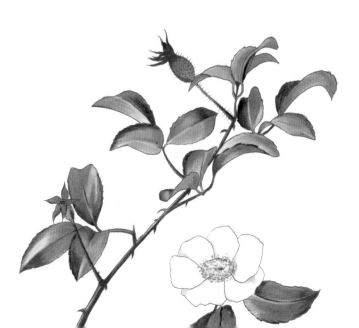

引言

健康长寿是每个人都向往的事情，但要怎样做才能够保持日常的身体健康呢？两千多年前的中医名著《黄帝内经》中有一句话流传至今："正气存内，邪不可干！"意思是当人的正气充足，便可以有效抵御各种病邪的侵袭。"一年三百六十日，风刀霜剑严相逼。"人生会遭遇各种起起落落，艰难困苦总是难以避免，人只要拥有充足的正气，便能够很好地适应和缓冲这些变化，维持基本的健康。

人体的五脏六腑均与正气有关，但相对来说关系最为密切的是脾胃。中医认为，脾胃乃后天之本，气血生化之源，食入的水谷由此化生为气血精华，供养全身。古代名医刘完素（河间人，世称刘河间）便赞道："五脏六腑、四肢百骸受气皆在脾胃。"可见脾胃正是滋养正气的重要来源。脾胃五行属土，中医形容它在人体中的作用便如同土地在自然界一样，万物皆由此生长而来，故有"土为万物之母"一说。

说起补益脾胃，很多人直接想到的就是黄芪、人参等补脾、健脾的本草，这样的认识虽然没有错误，但却显得局限了一些。中医重视脾胃中土，不仅仅是重视脾胃本身健康与否，更要重视它的产品——气血，就像农民重视土地，关键是重视土地上生产出来的农作物一样。

中医讲求天人合一，是因为人体与自然界的变化规律常有一定的相似性。如果我们把脾胃看成是土地，把气血看成是庄稼，对于补益脾胃时不能仅着眼于脾胃就不难理解了。想要庄稼有好收成，单靠土地是不行的，还需要阳光、水分等的共同作用，才能有个大丰收。另外，如果不在冬天给予土地一定的休整时间，也会影响来年的收成。人体也是如此，单靠脾胃不能完成全部工作，还需要肝木的疏泄、心火的温煦、肺金的凉降和肾气的潜藏，这样才能更好地发挥其化生气血的功能。因此，虽然本书起名为《善用本草养脾胃》，但书中所论述的本草却不仅仅局限于脾胃用药，而是围绕着脾胃运化的全过程进行调理，最终达到调整脾胃升降、恢复人体正气的目的。

本书按照本草的升降浮沉属性，结合中医对五行的认识，分成5个板块，"轻扬如春""暖如夏日""四季助脾""凉降似秋"和"封藏如冬"。

"轻扬如春"一卷中所收录的本草多具有轻宣升浮的特点，它们像春风一样，使人体之气逐渐复苏，引脾胃清气上升，就像春天来了，庄稼慢慢长出嫩芽一样，从而达到《黄帝内经》中所说的"春三月，此谓发陈，天地俱生，万物以荣"的目的。

"暖如夏日"一卷中所收录的本草多是辛散温通的本草，它们像夏日一样，祛除体内的寒湿之邪，使脾阳振奋，脾胃的健运功能改善，就像夏天来了，庄稼茁壮成长，从而达到《黄帝内经》中所说的"夏三月，此为蕃秀，天地气交，万物华实"的目的。

"四季助脾"一卷是本书的重点，所收录的本草与脾胃的关系更为直接。有时候，季节寒热的变化都恰到好处，但庄稼还是长不好，这时便要看看是不是土壤本身不够肥沃，或者是土中的水湿过重，这是一年四季中都需要关注的问题，解决这类问题的本草便收录在此章中。

"凉降似秋"一卷中所收录的本草以生津通降为主，它们就像凉爽的秋天一样，使夏天的炎热一扫而光，使胃气肃降，就像秋天来了，麦穗低垂，从而达到《黄帝内经》中所说的"秋三月，此谓容平……收敛神气，使秋气平"的目的。

"封藏如冬"一卷中所收录的本草多是滋养封藏的本草，它们像冬天的瑞雪一样，使阳气内敛，让正气归内并得以休养生息，就像在土里深深地埋好种子，为来年的春耕做准备一样，从而达到《黄帝内经》中所说的"冬三月，此谓闭藏……此冬气之应，养藏之道也"的目的。

需要特别指出的是，这样的分类并非意味着在某个季节只能使用对应的本草，而是为了更加形象地展示本草的作用，各位读者可根据自己的调养需求进行灵活选择。如寒冬可使用"暖如夏日"的本草温阳散寒，夏季上火也可借助"凉降似秋"的本草进行清热。说到底，这只是一种大致的比喻，当您遇到养生问题或体有微恙时，想一想需要借助哪个季节的力量，由此便可在这本书中找到您需要的答案。

第一卷
轻扬如春

> 最为宜人的春天当是不寒、不热，柔和的春风令人自然地解开冬衣。有一类本草便如春天一般，它们的质地轻扬，多带有提神的香味，引导着阳气向上发散，如同春风自内而外地吹拂。当然，春天也有暖热得过头，风吹得过于猛烈的情况，这时候便不妨用一点稍凉的桑叶和菊花，或者用饱满的天麻镇一镇"风"。"一年之计在于春"，就让我们从春天这个篇章开始吧。

防风

柔润似春风，
体虚人最宜的『祛风药』

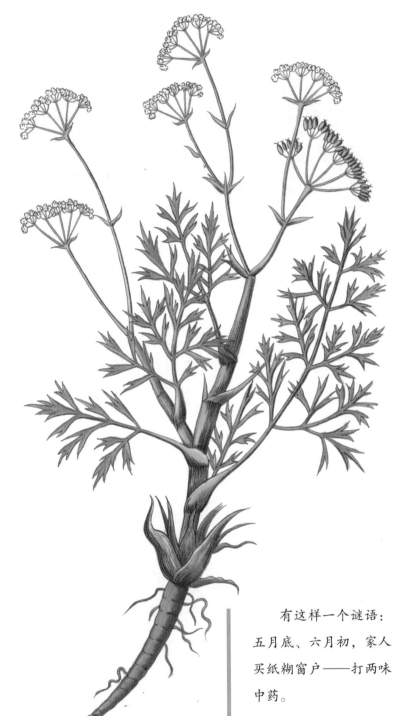

有这样一个谜语：
五月底、六月初，家人
买纸糊窗户——打两味
中药。

也许聪明的读者马上可以猜出，"五月底、六月初"，谜底为半夏；而"家人买纸糊窗户"，谜底为防风。这个谜语也告诉我们，时值夏季，人们虽往往喜欢贪凉、饮冷，但也千万要记住，此时还需要"防风"。关于防风，南朝梁任昉所著《述异记》中有这样的记载：大禹治水成功，各地的族长纷纷赶来庆贺，唯独一位被称为防风氏的族长没有到场。大禹误以为防风氏居功自傲，待他到达时，一怒之下将他杀了。其实，防风氏所居之处到此地的路途遥远，又赶上苕溪一带发大水，路上断了粮，他只好采野草充饥，靠着一种根部甜甜的野草才勉强支撑到这里。大禹后来才知道自己错怪了人，追悔莫及，为了纪念防风氏，就把他吃的野草命名为"防风"。

细解本草

在《本草纲目》中有这样的记载："防风，生沙苑川泽……甘，温，无毒……主治大风，头眩痛恶风，风邪目盲无所见，风行周身，骨节疼痹，烦满，久服轻身。"防风被称为"风药中的润剂"，是因为大多数祛风解表药都偏于温燥，如同大风一过，湿漉漉的地面会被吹得干燥，因此久用风药，人体会伤津耗液。但是防风则不然，如果说其他风药是凛冽有力的罡风，那么味道甜中带辛的防风则算是柔润的春风。北宋诗人王安石有诗云"春风又绿江南岸"，意为春风和着细雨，滋润万物，正似防风的特性。因此，防风常常用于搭配各种补药，能使本草"补而不滞"，同时也常用于体虚人群感冒的治疗。

本草功效

中医名方玉屏风散就是一个治疗虚人外感的方子，其组成为黄芪、白术、防风，其中黄芪补气，白术健脾，防风则用于祛散体表的风邪。玉屏风散还可用于治疗自汗出，很多体虚人群经常易出现出汗，同时伴有怕冷、乏力、没精神，稍一劳累就汗出不止，甚至湿了衣裳，然后又会因此受凉的情况。黄芪和防风相配，一个补气一个祛风，就像给体表加上了一个上好的屏风，此方因此得名"玉屏风散"。清代医家王清任治疗因气虚导致的脱肛，常用大量黄芪和少量防风搭配，这种脱肛属因气虚下陷所致，常见症状有乏力、胃口差、遗尿，大便稍稍用力就脱肛，面色苍白且没有光泽，这里用黄芪是为了补气，而防风则有助于引气上行，以使肠道恢复原位。同时，治疗很多皮肤瘙痒时也会用上防风，这种瘙痒常常没有固定的位置，时发时止，和体表的"风邪"作怪有关，因此防风也是治疗皮肤病的常用药。

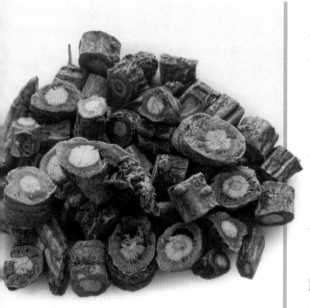

活用本草

防风并非所有人群均可通用，虽然它是风中润剂，但毕竟属于风药，对于人体的阴液（阴、血、津液）等还是有一定的耗伤的，所以血虚、阴虚火旺等人群便不可服用，平时经常会出现头晕耳鸣、手脚心热、烦躁、情绪激动或手足不自主颤动等表现者，服用时更应谨慎。

砂锅菜

 材料 防风 10 克，大白菜 30 克，香菇 50 克，红萝卜 1 根，芋头半个，榨菜片若干，玉米半根，白萝卜 1 根，精盐、油适量。

 做法 将大白菜叶片剥下冲洗干净，放入砂锅底备用。香菇与防风分别浸水泡软，红萝卜与芋头去皮切成小块，先把芋头用油炸过，再将其余材料一并放入砂锅中，加满水，用大火煮开后，转小火加盖焖煮约 30 分钟，焖熟后加盐调味即可。

> 本品可固表、清热化湿。适用于头昏沉、口黏、汗黏的人群服用。

防风粥

 材料 防风 10 克，葱白 2 段，山药 50 克，小米 100 克，红糖适量。

 做法 先将防风、葱白煎煮，去渣。小米、山药熬煮成粥，将防风葱白汁兑入粥中，加红糖，再小火熬煮 5 分钟即可。

> 本品对于身体瘦弱、经常出虚汗的人群有益。

桔梗

质地虽轻埋得深，
轻巧上行止咽痛

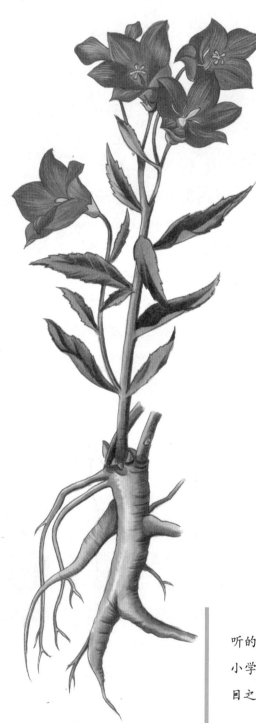

朝鲜族有一首好听的民谣，一直是中小学音乐课的常见曲目之一。

歌词中说："道拉基道拉基道拉基，白白的桔梗哟长满山野，只要挖出一两棵，就可以装满我的小菜筐，哎嘿哎嘿哟，哎嘿哎嘿哟，哎嘿哟，你呀！叫我多难过，因为你长的地方叫我太难挖。"

这里的"道拉基"是桔梗朝鲜语的读法，这种草药可以做成颇具民族风味的小菜，东北有些地方的人也常吃。它的根长得很深，挖出后看起来有点像瘦长版的"人参"，把根洗净后切成白白的细丝，拌上辣椒粉、芝麻、梨汁和白糖等一起腌制，就成了一道酸辣爽口的开胃菜。因此，歌谣中虽然一边埋怨着桔梗根深难挖，一边又忍不住把这种美味装满了背篓，想来朝鲜族的少女们应该是把采桔梗当作一种愉快的日常聚会吧。

细解本草

桔梗在《神农本草经》中被记载为："桔梗，味辛，微温。主胸胁痛如刀刺，腹满，肠鸣幽幽，惊恐悸气。"桔梗入药用的是根部，剥去外皮的根部颜色洁白，从中医理论看来，白色和辛味都是"肺"的象征，意味着桔梗是专作用于"肺"的。而且，它的味道辛中又带点苦味，入口后先尝到的是苦味，其后才感觉到辛辣的味道，苦味主降，辛味主升，两个方向刚好是相反的，意味着桔梗有较好的疏导气机的功效。打个比方，有一大群人挤在一个狭小的地方，怎么疏导会比较快地解决拥堵呢？如果都疏导到一个出口上，仍然会比较拥挤，如果有两个方向相反的出口都打开，那么就能够很快地分流人群。疏导气机也是如此，升降同行会有比较好的效果。

本草功效

桔梗归肺经，具有开宣肺气、祛痰排脓、利咽开音的功效，主治外感咳嗽、痰多胸闷、咽喉肿痛、失声、肺痈吐脓、胸满胁痛及痢疾腹痛等症。它善于治疗急性咽喉疼痛，尤其是咽喉肿痛明显，甚至有些化脓，咽喉有"痰阻"感的病症。经典古籍《伤寒论》中便有用桔梗汤治疗咽喉痛的记载。中医认为，咽喉是人体的一个"要道"，有好多条重要的经络都从此经过，但咽喉又是个非常狭窄的"关口"，因此，很容易出现"壅堵"的情况，其表现为咽痛咽肿。桔梗这味本草色白质轻，有上行之性，能上行至咽喉的位置，以发挥它"分流"的作用，将堵塞在咽喉的结气散开，疼痛肿胀便能得到明显缓解。同理，它也可以治疗一些上部位置的气滞疼痛，如《神农本草经》中记载桔梗"主胸胁痛如刀刺"，治疗淤血胸痛的名方血府逐瘀汤里也用到了桔梗，这都说明它具有很好的行气止痛功效。

活用本草

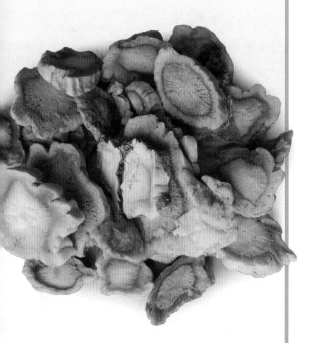

桔梗药性稍温，对于热毒所致的咽痛，仅用桔梗是不够的，还需配合有清热解毒作用的其他本草。同时，它偏于温燥，对于阴虚血亏的人也不太适宜。

桔梗凉糖水

材料 桔梗、莲子、百合、沙参、龙眼肉、薏苡仁各 15 克，冰糖随意。

做法 除薏苡仁及冰糖外，将其余材料一并冷水下锅。猛火煮至沸腾，再慢火煮 1.5 小时，随后下冰糖及薏苡仁，再煮 10 分钟即成。

本品具有滋阴润肺的功效，适用于有口干、咽喉干痛、咽喉红肿、大便干燥、口苦及口臭等症状的人群。

腌桔梗萝卜条

材料 桔梗 250 克，萝卜 500 克，盐、糖、油适量。

做法 桔梗、萝卜连皮切条晒软，用盐将其搓腌，然后装入瓦器，用草席或禾秆草盖面，顶部用石头或重物压住，两日后即可食用。食用时，需洗净切粒，加糖，用热油爆香，佐膳送粥，特别开胃。

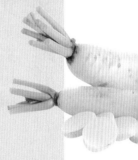

桔梗汤

材料 桔梗 5 克，甘草 10 克。

做法 将桔梗和甘草加入 350 毫升水中，煮取 200 毫升，分两次温服。

本品具有止咽喉疼痛、排脓化痰的功效。桔梗汤出自东汉末年张仲景《伤寒论》，是治疗咽喉干痛的妙方，但前提是咽痛为火热毒邪侵犯咽部所致，此方多适用于体质健壮、怕热、便秘及易烦躁的人群。

川芎

面色黄黄经期痛，行血又能疏肝气

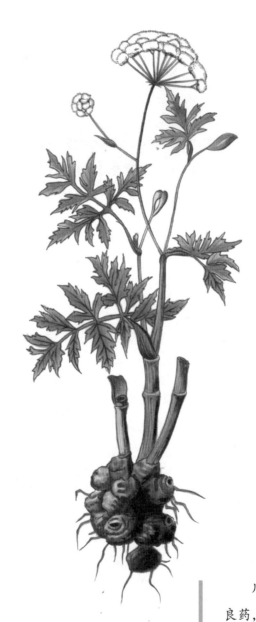

川芎是一味止痛良药，对于头痛、腹痛均有一定的作用。

宋韩琦《咏川芎》诗云："蘼芜嘉树列群芳，御湿前推药品良。时摘嫩苗烹赐茗，更从云脚发清香。"关于川芎止痛，还有这样的传说：唐朝被尊称为"药王"的孙思邈有一次带着徒弟上山采药，发现山涧小溪有一只白鹤受了伤，痛苦不堪，挣扎着回到巢中养伤，孙思邈和徒弟跟了过去，看到另一只白鹤衔来像胡萝卜叶似的叶子放进巢里，有几片叶子掉了下来，药王连忙保存好。过了几天，孙思邈又去观察，发现那只白鹤已经痊愈了。药王觉得这种草药太过神奇，就到山顶专门采来进行研究，经过品尝和临床实践，发现这种草药具有活血通经、祛风止痛的作用。药王感叹地吟了一首诗："川西青城天下幽，神仙洞府第一流。奇草仙鹤巧衔递，来自穹苍顶上药。"吟罢，孙思邈便给这草药起名叫"川芎"。其实川芎早在唐代以前的《神农本草经》就有记载，而此故事却说川芎名称的由来在唐代，大家不必较真，权当茶余饭后的谈资即可。

细解本草

《神农本草经》中记载："川芎，名芎䓖，味辛，温。主中风入脑头痛，寒痹痉挛缓急，金疮，妇人血闭无子。生川谷。"这味本草入药时取的是根部。川芎从清明之后开始生长，在入秋后的八月前后，根部就会长得非常壮实，并会隆起一个个的小疙瘩，因此又被称为"芎䓖"。川芎茎秆上节节分段，把它的每一小节截下来插在土中又可扦插成活，古人见仅一小段枝节都能透土而出，因此认为川芎的"透发"力很强。同时，它在秋后又会退而结根，将养分回收到根部，可见"发中有收"，这种特性正与人体的"肝"相合。"肝主藏血"，其中储藏着大量肝血，同时它又要在白天活动时将储藏的气血"发送"出去，夜晚才收回来，同样也是"发中有收"。因此，一旦出现肝气郁滞，肝血的"发送"就会受到阻碍，人体的局部在缺乏血液滋养时便表现为各种疼痛。而川芎入肝中血分，善于透发的它有助于行气活血，特别适合治疗各种痛证及气滞血瘀证。

本草功效

　　川芎入药时常和当归配伍使用，比如名方当归芍药散，里面就有当归、川芎，有些医生打趣说此方解决的是"黄脸婆"问题。所谓"黄脸婆"，指的是由于气血不足，水湿淤滞，导致面色萎黄的一类人群，尤在女性中常见。这类女性往往容易出现小腹胀痛，经期尤甚，平时手胀、脚胀，同时也易有经期腹泻的情况，这很明显是血分的淤滞。而当归芍药散中的当归可以养血活血，配上川芎止痛效果更佳，所以针对这类"黄脸婆"人群，她们的头痛、腹痛等多种不适，都可以通过当归芍药散解决。但当归多适用于瘦弱干枯的人群，这类人群多是因血虚伤阴导致的。而川芎则不拘泥于体型，只要符合川芎见证的，胖瘦均可服用。广为熟知的心绞痛常用药——速效救心丸中就有川芎，取川芎行气、活血、止痛的作用。

活用本草

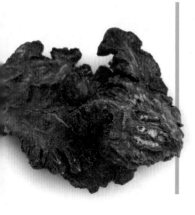

　　川芎性温，平素燥热火体之人，如两眼血丝、肝火旺、口苦口异味、烦躁怕热、喜冷饮的人群，都是不可服用川芎的。辛温药性之药多升散，如果阴虚阳亢或肝阳上亢，出现头晕、烦躁、血压升高，此时即使伴有头痛，也应谨慎选用。

川芎萝卜煲

 材料 川芎 6~9 克，栗子 5 枚，干草菇 15 克，萝卜 20 克，芫茜 5 克，生姜、盐、油、生抽、胡椒粉适量。

 做法 栗子剥壳去衣，油炸 5 分钟后捞出；川芎、干草菇洗净用水浸软，萝卜刨皮切厚件，姜洗净切片。将除芫茜之外的所有材料放进煲内，加水煲半小时，然后放适量的盐、生抽、胡椒粉，再煲 10 分钟，撒上芫茜即成。

本品具有疏肝顺气的作用，适用于头痛、胸闷、爱生闷气的人群。

川芎酒

 材料 川芎 20 克，白芷 10 克，黄酒 100 毫升。

 做法 先将川芎、白芷洗净。锅中加清水适量，放入川芎煮 45 分钟后取汁，煎汁中再加入白芷、黄酒同煮 20 分钟即可。

本品有养血、活血、止痛的作用，可供跌打损伤在恢复期调理的人群服用。

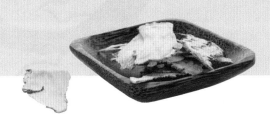

白芷

通窍止头痛，美白养容颜

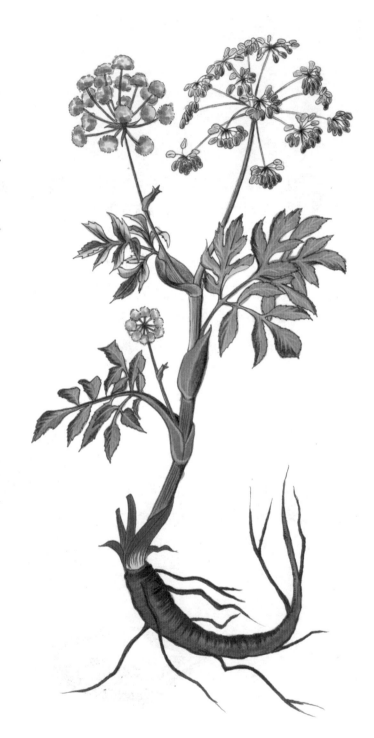

从前，有一名中年秀才，时常头部昏沉、疼痛，症状日渐严重，最后发展到头痛时伴有面部发麻，多方求医均未见好转，最后听说巫山有一位名医善治头痛，秀才便去求医。这位医生拿出一种带有茎叶的白色根，碾成细末后和上蜂蜜制成丸，秀才吃完的第二天就不再头痛了。秀才问这位民间医生本草的名字，医生只说是家传方法，也不知此植物的名称，秀才就帮忙给这味药材起名为"香白芷"，香代表此药有独特的香味，白代表颜色，芷的意思是"根部"，从此巫山的香白芷便广为流传。

还有一个用于治疗头痛的名方叫都梁丸，相传宋朝诗人王定国得了头痛症，来到了都梁找杨介治疗，杨介用白芷一味药做成药丸给他服用，很快头痛便治愈了，因为杨介住在都梁这个地方，所以就称这种丸药为都梁丸。白芷气、味都比较轻，药效可以往上走窜，因此，可祛除脑窍中的风邪，让阳气上输，故对阳虚风扰的头痛效果颇佳。

细解本草

《神农本草经》中记载："白芷，辛，温。主女人漏下赤白，血闭，阴肿，寒热，头风，侵目泪出，长肌肤，润泽颜色，可作面脂。"《日华子本草》中对白芷的记载为："治目赤努肉及补胎漏滑落，破宿血，补新血，乳痈，发背，瘰疬、肠风、痔瘘，排脓，疮痍疥癣，止痛生肌，去面皯疵瘢。"

白芷为中国原生植物，根据产地不同分为杭白芷、川白芷、祁白芷和禹白芷，因其气味芳香，也是"十三香"的原料之一。中国传统香料的原材料多归足厥阴肝经、足阳明胃经、手阳明大肠经与足太阴脾经，因为外来的食物在人体首先是入胃的，然后经脾胃运化这些食物之后，一部分输送到肝，一部分输送到心，然后两者在肺中汇合，继而输送全身，而香料因可以起到化浊、帮助运化、加强输送的作用，故多归此四经。白芷也因此具备了辟浊邪的功效，肉的腥味就属于浊气范畴，白芷可以祛除肉类中的腥味，就是利用了其辟浊的作用。有一款名菜叫单县羊汤，此菜据闻有两百多年的历史，制作时就使用了白芷来辟腥，既不会破坏羊汤的本味，还能为羊汤添香，更能融合诸味，因此有"牛羊之宴，白芷辟腥"之说。

本草功效

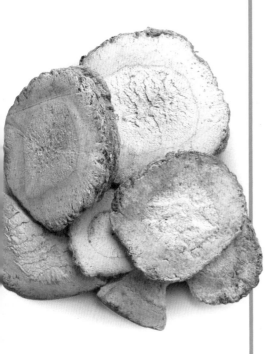

除了在烹饪中会运用到白芷辟浊邪的功效外，白芷对通鼻窍也很有效，长期在油烟弥漫的厨房工作的厨师，容易患上慢性鼻窦炎，这是痰湿浊邪留存鼻窍所致，用白芷煮水熏蒸鼻子，通过吸收蒸汽，可以通鼻窍，治疗鼻窦炎。

白芷除了辟浊，还具有收敛的功效，烤鸡、鸭、鹅时，可在其腹中放入白芷，不但能防止肉汁流失，烤出来的食物，肉质也会更加鲜嫩。

白芷还善于治疗带下病，清代名家叶天士有言："肝主风，脾主湿，风湿下陷，则为赤白带下。"妇女的带下病就犹如岭南地区的梅雨天，东风带着海水湿气，吹到岭南这个地方，就容易形成潮湿的梅雨天。因为白芷入厥阴、阳明及太阴经，性味辛温，它就好比一阵热风，可以驱散东风中的海水湿气，还能蒸发岭南土地的湿气，让地面干爽，更能够拨开阴霾天气，让阳光展现，白芷在人体中也是这样，三管齐下，因而善于治疗白带等妇科疾病。

白芷还是美颜神器，古人常用它打粉做面膜或者内服，而白芷之所以能美白，是因为它可以入阳明经。我们面部很多地方阳明经都有经过，而且足阳明胃经是主肌肤，白芷能够驱除阳明经中的污秽之物，使阳明经的气血得通，颜面部得到气血的滋润，自然能达到美白祛斑的效果。

活用本草

白芷在烹调中不可大量使用，否则菜味会变苦。为降低其苦味，可以选择白芷配红豆蔻，红豆蔻又名大良姜，味道偏甜，善祛油腻，故可以抑制白芷的苦味，同时还能增强白芷辟浊的功效。还有一种办法解除白芷的苦味，就是把白芷用沸水煮 5 分钟，然后入热锅中炒干备用。在选材方面，如果以上方法处理后仍觉得药味较大，可以选择河南禹州出产的禹白芷，此品种香气较短，药味不太浓，但是质量比较好；南方杭白芷较北方白芷好用，味道更香，使用前需要温水浸泡 10 分钟左右，让白芷充分吸水。白芷表面有一层粉状物质，需要清洗，不然影响菜肴的美观，此外，白芷在熬汤时会发胀，一般可胀大至平常体积的 3 倍左右，可以通过观察白芷发胀情况，以判断其味道是否完全释放。

川芎白芷鱼头汤

 材料 大鱼头 1 个，白芷 10 克，川芎 10 克，枸杞子 10 克，蜜枣 2 颗，生姜 1 小块，油、盐适量。

 做法 川芎、白芷、枸杞子需先加冷水浸泡变软；鱼头洗干净后用盐、姜片腌制 10 ~ 20 分钟；热锅下油，油热后放入姜片爆炒，然后调小火，放入鱼头，把鱼头两面煎至金黄色；加水超过鱼头两指节，加入川芎、白芷、枸杞子、蜜枣，大火烧开水后，转小火盖锅焖煮 30 分钟，最后加盐调味，喝汤。

本品适合头风、头痛者食用。

白芷止带汤

 材料 白芷 30 克，乌贼骨 30 克，白术 30 克，薏苡仁 30 克，赤茯苓 30 克，芡实 30 克，粳米 100 克。

 做法 把白芷、白术、薏苡仁、赤茯苓、芡实洗净后，加水泡软；粳米洗净放入锅中，加入冷水，大火煮至水烧开，转小火继续煮 10 分钟；再把白芷、白术、薏苡仁、赤茯苓、芡实、乌贼骨放入汤包中，然后放入粳米汤里，小火继续煮 30 分钟，最后把汤包拿出，加盐调味即可。

本品适合供白带过多的妇女食用。

美颜白芷桃花酒

 材料 桃花花苞250克（农历3月清明前后的桃花花苞），白芷30克，35度以上的高粱酒1000毫升，冰糖50克。

 做法 将桃花、白芷充分洗净，通风处阴干；之后将桃花、白芷、冰糖及高粱酒同时置入密封的玻璃瓶内，密封后放置于阴凉的地方；泡制1~2个月后即可饮用。

本品每天少量饮用，有助于养颜。

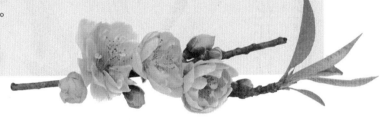

辛夷

玉兰花开香扑鼻！

一味花蕾通鼻窍

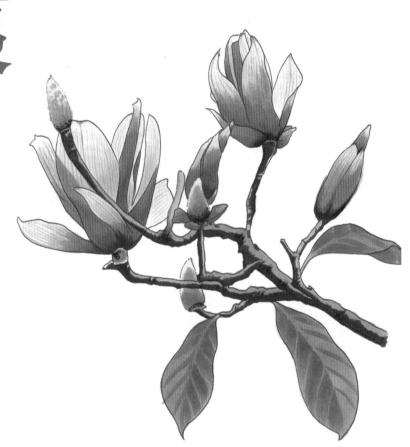

唐代诗人王维晚年隐居于山间时，常常独自赏花，所作《辛夷坞》一诗中写道："木末芙蓉花，山中发红萼。涧户寂无人，纷纷开且落。"其中的"芙蓉花"指的就是"辛夷"，它还有一个名字叫做"玉兰花"。庭院或是路边常可见到栽种的玉兰树，每逢春季玉兰花开的季节，在树下走过的人都能被洒上一身淡雅的花香。它也常大片大片地盛开在野外的山林中，颜色从浅粉到深紫不一，从远处望去，仿佛是天上降下的火烧云笼罩住了山头。

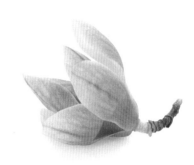

细解本草

古籍中说辛夷"不待叶发而花先开，不待叶彫而花先茁"，意思是辛夷的花苞常常是在前一年便打好的，但一直紧紧合着不开放，直至冬去春来，叶子还没长出，挂在枝头的玉兰花便先开了，而且香气十分浓烈。古代的医生观察到辛夷的这种特性，认为它是"不发则已，一发冲天"，能够把埋藏在深处的邪气驱赶出来。对于反复的鼻炎发作或是鼻塞比较严重的患者，古人会认为是邪气闭郁的部位比较深造成的，因此要用上从里向外透发的辛夷，以祛除深藏于里的邪气。

本草功效

中医常说"香能通窍"，这点在辛夷上得到了最好的体现。未开放的辛夷花蕾像是毛笔的笔头，一头尖尖一头圆钝，且花萼表面还有一层黄褐色的绒毛。它在干燥后可以用于入药，尤其在治疗鼻窍不通方面有良效。《神农本草经疏》中称它"味辛性温"，可以"利九窍，通鼻塞涕出"，因此它常用于各种鼻炎的治疗；在感冒出现鼻塞不通，鼻涕黄浊且量多时，医生也常常喜欢在药方里添上一味辛夷，既能解表又能开窍。有些头痛或是牙痛的情况下也会用上辛夷，也是取它"外发通窍"的作用。

活用本草

干品辛夷表面的绒毛对喉咙有一定刺激，要用汤料袋或纱布包起来煮。辛夷毕竟是温性的，因此适用于寒性的鼻炎发作，易上火体质或阴虚者不宜使用。

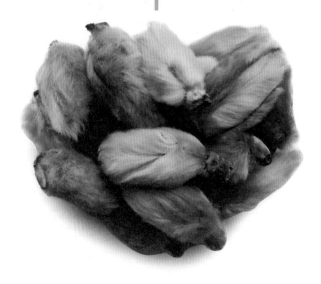

辛夷花蛋

 材料 鸡蛋 1~2 个，辛夷干品 10 克。

 做法 将辛夷放入汤料袋中，加适量水煮开后再小火煮 15 分钟左右，滤掉渣；取生鸡蛋放入辛夷水中，煮至大概 7 分钟左右取出，去掉蛋壳后放入水中继续煮至熟透，然后吃蛋喝汤。

本品是民间辛夷最常用的药膳之一，适用于天气变冷时鼻炎易发作者，常有遇冷则打喷嚏、流鼻涕等表现者适用，若伴有热象如舌红、大便干、咽干等则不适宜食用。

辛夷花鱼头汤

 材料 鲢鱼头 1 个，辛夷干品 10 克，川芎 5 克，豆腐 100 克，生姜和葱适量，油、盐适量。

 做法 鱼头洗净去腮后，热锅放油，下鱼头煎至两面焦黄，再加入姜片和葱段一起炒香，后加水没过鱼头，撒入少许精盐调味；煮 40 分钟后，至汤变为奶白色，加入切块的豆腐，并将用汤料袋包好的辛夷和川芎加入，再煮 10 分钟即可。

本品对于受凉或感受湿邪后易出现头痛、鼻塞者适宜，可以作为天气变化前的预防之用。

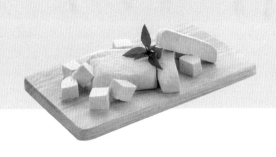

荷叶

亭亭玉立引清气，
荷香怡人

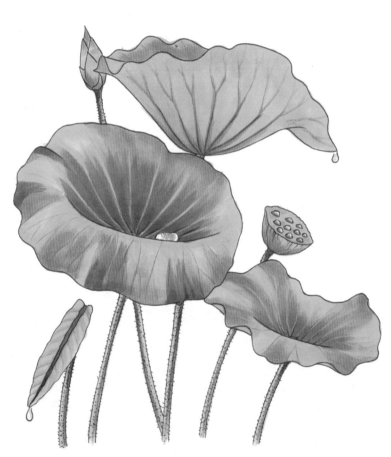

　　糯米鸡是一道富有粤式风味的点心，也是广州的特色小吃之一。在老牌酒楼中，糯米鸡往往是"早茶"餐牌上的招牌菜。在制作过程中，厨师会用干荷叶包裹上糯米、鸡肉、瑶柱及咸蛋黄等食材，荷叶在水蒸气的焖制中，散发出独特的清香，并渗入糯米与鸡肉内。食用时，打开荷叶，顿时荷香飘逸，夹着糯米的香醇，入口不腻，香中带甜，植物的香气与肉类的香气混为一体，配上一杯陈年普洱茶，令人大感满足。糯米鸡的制作方法发展至今，也经过了多次改良，然而不论如何变化，荷叶都是制作糯米鸡不可或缺的重要原料。

细解本草

　　对于荷叶功效的认识，古人常从其外观及生长特性进行分析。名医李东垣于《脾胃论》中对荷叶有所论述："洁古先生口授枳术丸方，用荷叶烧饭为丸。夫震者，动也，人感之生足少阳甲胆之气，与三焦之气，同为发生。《素问》中记载："履端于始，序则不愆。荷叶生于水土之中，其色青，其形仰，其中空，象震卦之体。食与药感此气之化，胃气何由不升乎？"《本草求真》中记载："荷叶，其味虽苦，其气虽平，然生水土之下，污秽之中，挺然独立，实有长养生发之气，故昔人谓其色青，主属木，其形仰，主上行，其中空，主上发，其象震，主入胆，为东方胆木必用之药。故洁古枳术丸方，用荷叶烧饭为丸。取其以为升发脾胃之气。"

本草功效

荷叶味苦辛微涩、性凉，据《本草纲目》中对荷叶的记载："生发元气，裨助脾胃，涩精浊，散淤血，消水肿、痈肿，发痘疮。治吐血、咯血、衄血、下血、溺血、血淋、崩中、产后恶血、损伤败血。"《医林纂要》中记载："荷叶，功略同于藕及莲心，而多入肝分，平热、去湿，以行清气，以青入肝也。然苦涩之味，实以泻心肝而清金固水，故能去瘀、保精、除妄热、平气血也。"

活用本草

荷叶糯米鸡中所使用的肉类颇多，且以糯米为主要馅料，其中荷叶的作用除了提香外，还可解腻，继而升发脾胃之气，帮助脾胃运化，增强吸收功能。荷叶性偏凉，对于脾胃虚弱的情况不宜单独使用，当配合糯米、生姜等使用，才能有效制其凉性，取其升清、升阳的作用。

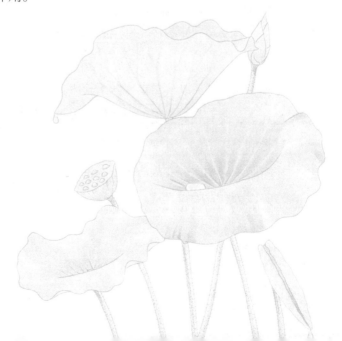

广式糯米鸡

完整的干荷叶 2 片，糯米 250 克，鸡腿 1 只，广式腊肠 1/3 段，咸蛋黄 1 个，干香菇 3 朵，鲜虾 5 只，瑶柱 5~10 个，油、盐、糖、蚝油、生粉、生抽少许。

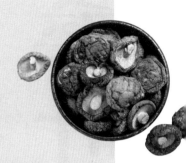

鸡腿去骨，切成鸡丁，用生抽、蚝油、生粉、糖、盐腌制 20 分钟；香菇及瑶柱洗干净后，分别放入水中浸泡至发软，香菇切条，腊肠切片，备用；糯米浸泡 4~5 小时，保留一点水分，再加入少许浸泡过香菇的水、生抽、蚝油搅拌均匀，水面应超过糯米的 2 厘米，将糯米放入锅中蒸 20 分钟；热锅下油，把鸡丁、香菇条、瑶柱、鲜虾依次加入翻炒，加适量生抽、蚝油、盐调味，最后将生粉和水以 1:8~1:9 的比例调匀勾芡；荷叶洗干净，用温水浸泡至变软，擦干表面的水分，取一半的糯米平铺到荷叶的中央，随后依次放入炒好的馅料、咸蛋黄及腊肠，再铺上一层糯米，盖住馅料，然后把荷叶按上左右下顺序折叠成正方形；锅中烧开水后，放入糯米鸡，大火隔水蒸 15~20 分钟便可食用。

桑叶

冬春有别，
药食同用

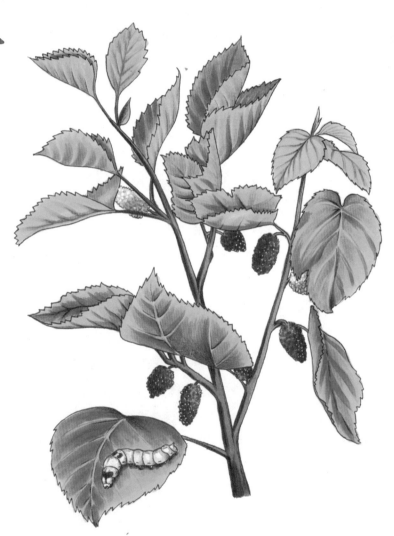

南方的初春总是到来得很突然，昨日还是黄叶满地，出门时听到的还是脚下落叶的沙沙声，扑面的也还是蒙蒙细雨和袭人寒意。今日一觉醒来，所有的树木一夜之间进入暖春状态，点点新芽嫩绿，阳光透过初春的小叶，将眼前的一切都染上生机勃勃的色彩。这时候，有一种树木的叶子正处于最为鲜嫩可口的阶段，那就是桑树的叶子——桑叶。这种叶子多在清明节气前采摘为佳，过清明一周后口感就会变差。近年来，桑叶逐渐成为餐饮桌上的新宠，广东省佛山市顺德地区还推出了"桑叶套餐"以吸引客人的青睐，鲜嫩的桑叶可以有浸、蒸、炒多种做法，老桑叶则可以煲汤。

细解本草

据《本草经解》中记载，桑叶性味寒、苦、甘，归足太阳膀胱经、手少阴心经及足太阴脾经。桑树在古代是重要的经济作物，在古人心中占据了很高的地位。他们认为在诸多树木中，桑树是得"木气"最浓的，因此它的叶子才倍加鲜嫩肥厚，是唯一可以给蚕提供充足养分的饲料。而且在养蚕的过程中，因为桑叶随摘随生，桑枝剪而复发，蚕农只需要简单地种上几棵桑树，就可源源不断地获取到桑叶。中医认为，"木"代表的是升发的力量，桑树的生命力如此旺盛，桑叶便有助于人体气机的发散。再加上它的味道甘中带辛，辛可助肺气宣发，因此它常被用于各种感冒，尤其是咳嗽等肺系疾病。

本草功效

《神农本草经》认为桑叶的作用是"除寒热，出汗"。而在《本草纲目》中记载，桑叶的作用为"治劳热咳嗽，明目，长发"。桑叶经常用于治疗风热感冒，妇孺皆知的"桑菊饮"便是一例。风热感冒多常见于夏秋之季，此时天气炎热，风寒相对少见，但是"受热"居然也会感冒，听起来似乎不可思议。夏季虽然没有寒邪，但仍有风邪，有时候一阵大风便会使人起一身的"鸡皮疙瘩"。这是因为风会打开人体的毛窍，带走很多"热量"，使得人体内的阳气不足以温养肌表，便会起"鸡皮疙瘩"，再进一步就可能发展为"伤风感冒"。然而这种感冒如果是在炎热的夏季里，人体本来要靠出汗以散热，而风邪的"干扰"使得人汗出不畅，使热邪闭郁于里，最终就变为了"风热感冒"。在这种情况下，一方面要疏散风邪，另一方面还要清热，因此就要用上既可轻扬解表，又能甘寒散热的桑叶。除了治疗风热感冒外，桑叶还兼有少许补益"肝木"的作用，因此古籍也认为它能清肝明目、养肝黑发。

活用本草

食疗中，通常会选用清明前后的桑叶，除了口感比较好外，还因为它得春天的生发之气，生发之力会更突出，有助于畅达人体的肝气。在晚秋至初冬经霜后采收的桑叶，叫做霜桑叶，这时的桑叶得"秋气"更浓，凉性更强，有助于清热。

　　桑叶作为食材，搭配多样，可以与鸡杂搭配，做桑叶鸡杂汤；也可用云吞皮把嫩桑叶、猪肉、马蹄、玉米包在一起，做成桑叶云吞，新鲜爽口；还可以与鱼肉一起手打，做出鲜甜的桑叶鱼饼；将白芷、老桑叶、川芎与大鱼头一起放入瓦罐中，慢火熬制，则能熬出一碗香味四溢的桑叶鱼头老火汤。桑叶药性相对偏寒凉，对于寒湿偏盛的人群，不宜单独使用，最好进行一定的合理搭配。

上汤桑叶

 材料 嫩桑叶300克，熟咸鸭蛋1个，火腿肠1根，皮蛋1个，油、盐、葱花适量。

 做法 嫩桑叶洗干净，火腿肠、皮蛋、咸蛋均切碎后备用。热锅下油，待油热后加入桑叶、盐，翻炒，再加入适量清水，盖上锅，焖煮30秒后，先把桑叶取出盛至盘子中。锅中继续加适量水，烧开后加入火腿肠、皮蛋及咸鸭蛋碎，大火煮开后，加入盐调味，最后放入葱花则可出锅，把汤汁淋在桑叶上即可食用。此汤具有清肝热、透风邪的作用，除了适合感受风热邪气导致外感人群，因为桑叶具有升发肝木而不化热的功效，对于因思虑过度、情绪不调导致的"青春痘"，也有一定的辅助治疗效果。

菊花

文艺范儿的它，
清肝明目最佳

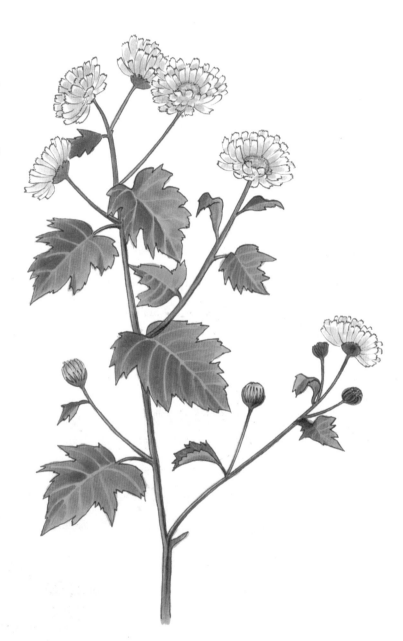

唐代诗人孟浩然有一首脍炙人口的田园诗《过故人庄》："故人具鸡黍，邀我至田家。绿树村边合，青山郭外斜。开轩面场圃，把酒话桑麻。待到重阳日，还来就菊花。"其中末句写出了诗人对与朋友约定再到重阳节一起赏菊痛饮的期待和依依不舍；而另一位喜爱田园的诗人陶渊明也写过"采菊东篱下，悠然见南山"这样不朽的诗篇。在秋季饮酒、赏菊，既是民间重阳节的重要活动，也颇受文人墨客青睐。古人不仅"赏菊"，还"用菊"，菊花当是历史最为悠久的本草之一。

细解本草

说起菊花清肝明目已是广为人知，但为什么菊花能够有这样的功效呢？恐怕知者甚少。这得从菊花的成熟季节说起，开篇古诗中言"待到重阳日，还来就菊花"已然点明，在百花凋零的秋季，仅有菊花大批开放，故古人认为菊花象征着秋天。从五行的角度来说，"肝火旺"其实是生发之气过于亢盛，就像春天的野草疯长一样，那么什么能够克制这种过分亢盛的势头呢？当然是秋季！当凉爽的秋风一吹，地上的野草便枯黄了，而代表着秋季的菊花性凉主降，便能克制人体过于亢盛的肝火。因此用上菊花便可明目。

此外，菊花在秋季仅开花但不结果，花谢后它的根部会长得更加壮实一些，来年可以通过宿根继续繁殖。古人见此，觉得菊花就像一盏煤油灯，灯火灭了以后，灯油会自行顺着灯芯流回油瓶，菊花的津气也在花谢后还能下流以滋养根部，故它有"上能灭火，下可养津"的功效。尤其对于眼部不适还伴有流泪的，菊花还能引津液下行以"止泪"，同时津液的下行又可滋养肝阴，预防肝火再次"上窜"，可谓一举两得。正因如此，古人才认为它可以延年益寿。

本草功效

在《神农本草经》中，菊花被列为上品，其功用为"主诸风，头眩肿痛，目欲脱，泪出，皮肤死肌，恶风湿痹。久服利血气，轻身耐老延年"。菊花味辛、苦、甘，性寒，具有疏风、明目、解毒的功效，晋代傅玄在《菊赋》说菊花"服之者长寿，食之者通神"，因此菊花也有"长寿花""延龄客"这样的别名。菊花能够"明目"广为人知，熬夜后出现眼睛发红及干涩不适时，老人们常常说这是"肝火旺"。这是因为"肝开窍于目"，肝火盛时便很容易波及眼部。如果表现为眼红、眼干热等热症，可以每天用黄菊花加水煎服，并用药汤乘热熏眼。菊花还可以用于治疗皮肤的疮痈肿毒，例如因化脓引起局部红肿热痛时，可试用野菊花清水洗净后捣烂，外敷患处。

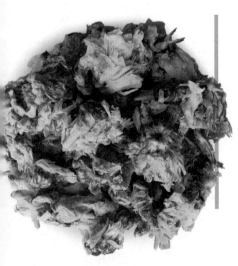

活用本草

菊花性凉，是众多"凉茶"的常用原料，对于清肝降火有良效。但对于体质气虚、阳虚之人则应慎用，如平素少气懒言、动辄汗出、精神疲怠、怕冷怕风及便溏腹泻者，尤不能服用菊花，否则会导致身体更加虚弱。

菊花养生粥

 材料 糯米 150 克，干菊花 50 克，干桑叶 10 克，冰糖 100 克。

 做法 取锅加水，以大火煮沸，转小火放入干菊花、干桑叶煮 15 分钟后，捞出菊花、桑叶。倒入洗净的糯米，继续煮 50 分钟，加冰糖调味。本品可疏风清热，对于熬夜上火的人群尤为适宜。

菊花百合汤

 材料 干菊花 15 克，鲜百合 30 克，干银耳 1 朵，无花果 1 个，食盐或冰糖适量。

 做法 银耳泡发，撕成小块。锅内加水煮沸，加入所有食材，大火烧开转小火煲 50 分钟，调味即可。本品清肝润肺，适合肝火盛又咽干、口燥的人群。

菊花枕

在《本草纲目》中即有菊花枕记载，将菊花采集后阴干，放入枕中，即制作成菊花枕。对热性高血压、头晕、失眠、目赤都有较好的疗效。

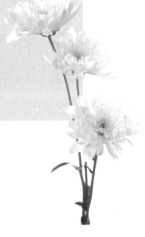

金银花

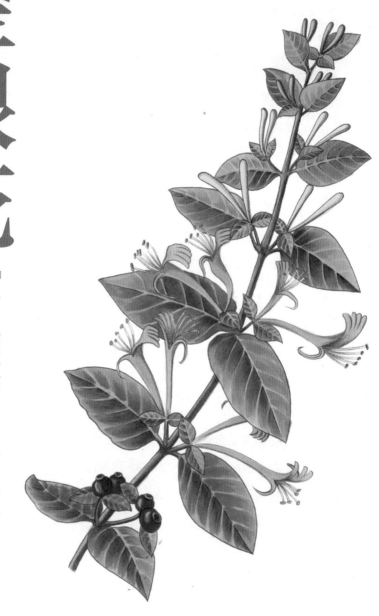

『多用则攻，少用则补』的解毒本草，漂亮又吉祥

很多家庭的阳台上都种着这样一棵爬藤类植物，它在春、夏两季会开出双色的灿烂花朵，这就是忍冬花，也叫"金银花"。人们给这种美丽的花朵编了许多传说：以前有个小村子，里面住着一对漂亮的双胞胎姐妹，姐姐叫金花、妹妹叫银花，姐妹俩长得一模一样，感情也非常好。有一年金花不幸得了"热毒病"，发起高热，全身皮肤布满红斑，偏僻的乡间本来就缺少本草，村里的郎中看了也束手无策。银花只能尽心尽力地照顾姐姐，希望能分担一点她的痛苦，却没想到自己也染病了，最后两姐妹双双病逝。过世前，姐妹俩发誓来世要变成一种能医"热毒病"的药，而且要长满乡郊遍野，让缺医少药的百姓们都能用得上。后来，两人的坟墓上长出了一种紫色的藤蔓，紫藤上缀满绿叶，并开出双色花，乡亲们见黄花灿烂似金，白花皎洁似银，便称它为"金银花"。这种植物也的确像两姐妹所期望的那样，耐寒、易种，在乡野间随处可得，且能医治热毒病。

细解本草

《雷公炮制药性解》中称金银花"味甘、性平、微寒、无毒"。它其实并不是开着两种颜色的花，而是初开时花色白，后来逐渐变为黄色，这种变化规律正好和"疮疡"有类似的地方。皮肤生"疮"的时候，一般先是局部红肿热痛，然后颜色逐渐变深、变紫，出现白色的脓点，脓点最终变黄而破溃。这样的颜色变化正与忍冬"紫藤开白花，白花变黄花"的过程相一致，因此，中医认为它能治疗"皮肤热毒"。

本草功效

《洞天奥旨》中记载："金银花最能消火热之毒，而又不耗气血，故消火毒之药，必用金银花也"。夏季如果家中有人得了热性的皮肤病，老人们常常会采摘新鲜的金银花或是枝叶，煮水后外洗全身，道理便来源于此。然而金银花受到的青睐还不止于此，它还是颇受欢迎的茶饮材料，广东地区负有盛名的利湿解毒"五花茶"中便包含了金银花。金银花味甘性平，在诸多有解毒功效的本草中，属于性质比较平和的一种。本草古籍中认为很多解毒本草都比较"伤身"，而金银花因为是花类本草，效力柔和，书中说它"少用则补多于攻，多用则攻胜于补"，意思是大量用它可以解毒，而少用甚至有调补的功效。因此，金银花也成为日常调养中常用的材料，热性的季节性腹泻或是风热感冒的治疗中也会用上它。

活用本草

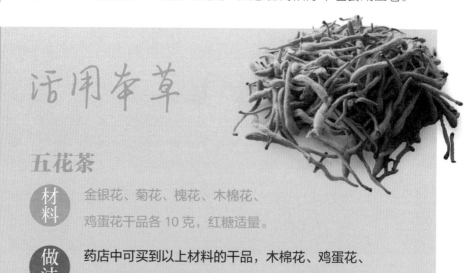

五花茶

材料 金银花、菊花、槐花、木棉花、鸡蛋花干品各 10 克，红糖适量。

做法 药店中可买到以上材料的干品，木棉花、鸡蛋花、金银花如家中有栽种，也可取洁净的鲜品晒干。将上述材料装入茶包袋，沸水冲泡约 10～15 分钟，也可放入锅中煮 10 分钟，调入红糖，稍放凉后即可饮用。五花茶所用的"五花"随着季节的变动可有所调整，本配方适合春夏湿热偏重时饮用，性质偏寒，适合于风热外感并伴有咽痛、牙痛的情况。

甜银花茶

 材料 金银花干品 15 克，白砂糖或蜂蜜适量。

 做法 金银花洗净后放入锅中，加水约 300 毫升，大火煮开后小火再煮 5 分钟即可，调入糖或蜂蜜。这是记载在《惠直堂经验方》中用于治疗腹泻的小方子，用于热性腹泻表现为大便臭秽、肛门灼热、舌红苔黄腻等症状者，热盛者用蜂蜜较好，怕药性过寒则可用白砂糖调配。

银花外洗剂

 材料 金银花干品 30 克，薄荷干品 20 克，苦参 30 克。

 做法 将苦参与金银花放入锅中，加水约 1000 毫升，浸泡 20～30 分钟，大火煮开后转小火煮 20 分钟，再加入薄荷，煮 5 分钟后关火。药液外搽、外洗、湿敷或浸泡均可，适用于急性湿疹、痤疮或疮疡。金银花及薄荷皆以新鲜者为好，如有新鲜的忍冬藤或叶更好，功效不比花差，且性价比高。

天麻

善治头晕的『定风草』！

它当年可是让神农一通好找

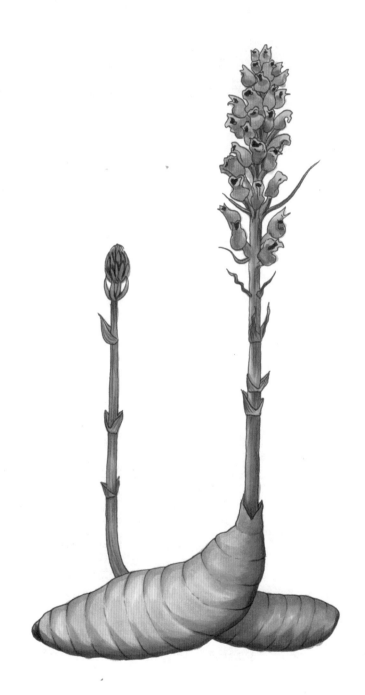

　　传说神农当年在"尝百草"的过程中，曾经挖到一棵奇怪的"草药"，它既没有叶子，也没有枝干，只有光溜溜、圆滚滚的根部，神农刚想把它装到袋子里，这棵草药就躲到土里不见了。神农把周围的土地都细细挖了一遍，最后好不容易看到这棵草药冒了个头，神农连忙用手头的木箭把它钉住，这才抓住了这棵"狡猾"的本草。据说后来它就和神农的木箭连在了一起，因此又被叫做"赤箭"，而老百姓更为熟知的是它的另一个名字，叫做"天麻"。

　　除神农的传说外，在很多少数民族的传说中也常出现天麻的身影。据说曾有个民族，有一年被一种怪病缠身，发作的时候头晕、头痛，还伴有全身发麻、四肢乏力。族长十分着急，听人说一座险峻的山上有位神医能医这种病，就翻山越岭赶过去，为族人求来了一种圆不溜秋的植物根茎，给族人们煮水服下后，病便都好了。神医嘱咐族长，要把剩余的药埋在背阴的土地里，这样"神药"便会取之不尽、用之不竭。族人们有感于这样的神药乃是上天所赐，又能治周身麻木，便取名为"天麻"。

细解本草

　　这两个传说都和天麻的植物习性十分贴近，天麻本身确实没有叶子，不能通过光合作用来获得养分，只能通过与它共生的蜜环菌分解木材以获得营养。因此，在发现蜜环菌的秘密前，人工栽种天麻总是失败。老百姓们把天麻埋进肥沃的土壤后，总是种着种着它就不见了（其实是因为吸收不了养分枯死了），而在深山里无人栽种的地方又总是能挖到它，就像天麻自己长脚跑了一样，因此才会有"神农抓天麻"的传说。

而天麻本身确实像传说中说的那样，像个圆溜溜的土豆，不同的是它的汁液更丰富，质地也更细腻。《神农本草经疏》中说它"味辛性平"，《本草正义》中则说"盖天麻之质，厚重坚实，而明净光润，富于脂液，故能平静镇定，养液以息内风，古有定风草之名，能治虚风"。意思是天麻这棵"定风草"，治疗的是虚性的"内风"，因此它善于治疗头晕头痛等不适。

本草功效

在自然界中，风总是朝下刮的，人体内部要是刮起了"不正之风"，风性上窜，就容易出现头部的不适，最常见的就是头晕、头痛。这种症状是由人体内部的阴阳不调引起的，与因感冒而引起的头晕、头痛又不一样，有些严重的甚至会有头重脚轻的感觉，还会伴有四肢的乏力和麻木。这种情况常见于体质虚弱的人，其根源都来自于"内风"的产生，由于"风"把人体的气都提到了上部，导致四肢气血供应不足，因此会有麻木、乏力的感觉，精神也很疲倦。

那么，要怎么把这股"不正之风"消除呢？很多时候，"内风"的产生是因为人体内的气上升过度，就像风筝升得太高，风筝线已经扯不住了。而天麻这种植物，上面只有一根光秃秃的枝干，而下部却是非常肥厚饱满的根部，就像一个沉重的线轴一样，能够把人体内"升得过头"的"风"稳住，因此得到了"定风草"的美名。古人常将天麻用于治疗肝风内动所导致的头晕等症，谓"天麻重坠定风，正是专药"。"补土派"名医李东垣所创的一首名方"半夏白术天麻汤"，该方善于治疗脾虚而痰湿上犯所造成的头晕、头痛，天麻便是其中"止晕"的一味关键本草。

活用本草

民间有时也用天麻来炖"补脑汤"，这是因为操劳过度的脑力劳动者很容易出现头晕、头痛，这同样也是因为气升得"过头"了，需要把它稳一稳，因此可以吃些天麻。但如果是那种因肝火或湿热导致的，伴有大便秘结、口苦、舌红、舌苔黄腻的头痛、头晕，天麻就不适用了。

天麻炖鱼头

 材料 花鲢鱼头2个，天麻20克，生姜数片，芫荽1把，油、盐适量。

 做法 鱼头去腮后洗净后，切块，芫荽洗净切小段，天麻切片；热锅放油，加入姜片和鱼头，翻炒至鱼头表面稍稍焦黄，然后加水和天麻，大火煮开后用小火炖煮1小时；关火前加入芫荽及适量盐调味，即可食用。本品适合常有头晕且伴有痰湿，舌头水滑、舌苔白腻者食用。

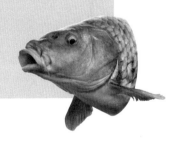

天麻炖乳鸽

材料　乳鸽 1 只，天麻 20 克，枸杞 10 克，生姜数片，红枣数个，精盐适量。

做法　在红枣表面用刀切一下，以便炖烂入味；乳鸽洗净，切块，和姜片一起放入先焯一遍水；然后放入天麻片、枸杞、红枣，加水炖煮 1 小时，加盐调味即可食用。这道菜口味会偏甜一些，适合因气血亏虚而常伴头晕者食用。

天麻炖乌鸡

材料　乌鸡半只，天麻 10 克，川芎 5 克，生姜数片，精盐适量。

做法　乌鸡洗净后斩块，加入姜片焯一遍；然后加入天麻炖煮 40 分钟，再加入川芎，炖煮 20 分钟后关火，加盐调味，即可食用。川芎晚一点下是因为怕久煮气味尽失，如怕食用川芎上火，可改用葱白、葱叶，在关火前 10 分钟下。适合因用脑过度导致的头晕或头胀不适。

第二卷
暖如夏日

> 自然界中最温暖的事物莫过于阳光，在太阳的照射下，再寒冷的冰雪也要融化，它是寒邪的天然克星。在阳光充沛的夏季里，万物繁茂，如同所有蛰伏的力量都从土地里冒出来了一样，动物植物都进入生长最为旺盛的时期，故盛夏是阳气"浮长"的季节。借助本草的温热之性，人体便能驱散内外的寒邪，让阳气像夏日阳光一样充盛起来。

豆蔻

喝完冷饮怕胃痛？快点嚼下这颗香喷喷的『豆子』

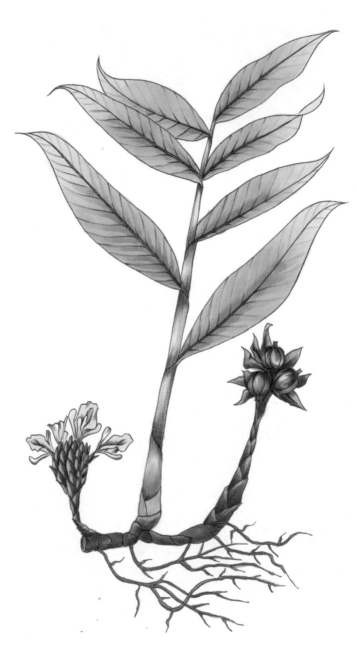

　　说起"豆蔻"，人们首先想到的是"豆蔻年华"，这个好听的词代指十二三岁的女孩儿。而在日常生活中，豆蔻常常被作为一种香料来使用。豆蔻一般分为白豆蔻、草豆蔻和肉豆蔻3种，乃是3种不同植物的果实。它们的外形也不一样，其中白豆蔻的颜值最高，外形光滑洁白，肉豆蔻则像个浑圆版的橄榄球，相比之下"皮肤"坑坑洼洼的草豆蔻是最丑的。在古代，草豆蔻算是"本地土著"，白豆蔻虽然本土有产出但量少，而肉豆蔻则完全是个"舶来品"。西方人不仅用肉豆蔻来保存食物，而且喜欢在丰富的肉食中添加豆蔻。他们发现加入这种调味粉后不仅令人胃口大开，而且有助脾胃消化，因此把肉豆蔻视为一种珍贵的宝物，派出船队满世界疯狂地寻找。

细解本草

　　中华民族在应用"本土"豆蔻方面早就得心应手，尤其是草豆蔻。《本草述钩元》中说草豆蔻"极辛而温，调散冷气甚速""主散中土之寒，并寒之化湿以为郁滞者"。中医入药，其实用的是草豆蔻的果子，这是一种褐色的球形果子，表面凹凸不平的纹路有点像核桃。草豆蔻具有辛辣的香味，味辛加上气味芬芳，都有助于"气"的运行。平日里胃口不开的时候，如果在食物里稍加入一些辛辣的调料，就会觉得很"开胃"，这是因为"辛"味可助脾胃之气的"运动"。在脾胃之气被寒凉的食物"挡住"运动道路的时候，不仅要"辛散"，而且要"温化"，这样才能散寒止痛，草豆蔻刚好两项条件都具备。同时，这味本草本身是植物的果实，果实皆有降下之性，中医常说"脾升胃降"，在祛除了导致胃痛的"冷物"后，如果还能帮助"胃"恢复它的通降之性，那是再好不过了。

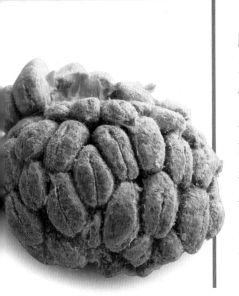

本草功效

"补土派"名医李东垣就特别喜欢在各种脾胃病的治疗中用上草豆蔻，他的拿手好戏是用它来治寒性的胃痛。古人烧火煮饭不方便，饿起来有时候冷菜冷饭也直接狼吞虎咽，吃完后胃又胀又痛，这就是"胃寒痛"。这时候李东垣就会用上一定分量的草豆蔻，帮助脾胃消积化冷。虽然现代加热饭菜方便了很多，可人们又爱上了冷饮雪糕，于是因"寒食"而胃痛的情况也不少见，草豆蔻依旧颇有用武之地。这味本草既能行气，又能散寒，兼能降胃，对于寒性胃痛或是食积非常"对证"。

活用本草

草豆蔻常用于各种调料中，它是各种腌制调料中不可或缺的一道重要原料，例如肉食配料"十三香"中就含有草豆蔻。它本身的味道比较呛，故日常饮食用量不可多，否则较难入口。

草豆蔻炖鸡

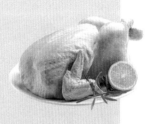

 材料
鸡肉约 500 克，草豆蔻 10 克，枸杞 15 克，生姜数片，精盐少许，棉线一根。

 做法
选用一只 1 斤重的小母鸡，去毛洗净后清理内脏，将草豆蔻装入汤料袋中，放入鸡腹，用棉线扎紧。将鸡和生姜放入砂锅中，先焯一遍去血水，然后加入枸杞，加水煮开后转小火慢炖约 1 小时。然后拆线取出汤料袋，加入盐调味即可食用。这道菜温中暖胃，适合胃虚寒者食用，鸡肉要选鲜嫩的，而且要尽量炖烂，以便消化。

草豆蔻茶

 材料
草豆蔻 6 克，红茶适量，红糖少许。

 做法
草豆蔻稍稍锤碎，与红茶叶一同放入茶包中，加沸水冲泡，再加入少许红糖，搅匀后可饮用。这道茶饮稍有些西方风味，以往肉桂、豆蔻等香料常用于英式红茶的制作中，英国人用它们搭配甜点，可助脾胃消化甜腻的食物。红茶属于茶类中偏暖性的，加上豆蔻有消食暖胃的作用，不妨在喝了冷饮后"补救"一下。

肉桂

虚寒的『病美人』最宜用，香甜暖胃

　　相信大家都听过"西子捧心，东施效颦"的典故，这位传说中的美女西施应该是位典型的娇弱"病美人"。相传西施曾一度患上咽喉疼痛，用清热泻火药后咽痛会有所缓解，但一停药就反复。西施便另请一名医诊治，这位名医见她四肢冰冷，一摸脉又发现六脉沉细，便开了方子，上书肉桂一斤。西施的丫环去药店买药，药店掌柜听后说："咽喉疼痛乃热证，怎么能用这么温热的肉桂？"便不给拿药。而西施则非常相信这位名医，设法找来了一些上好的肉桂，一点点地嚼着吃。这肉桂香甜可口，西施陆续嚼完半斤后疼痛便全好了。药铺老板百思不得其解，便向名医请教，名医告诉他，这位小姐体质虚寒，她的咽痛是因为虚火上冲导致的，与一般人的"实火咽痛"不同，因此要用上有"引火归元"作用的肉桂。

细解本草

　　肉桂多产于我国广西、广东、云南等地，在越南也产量丰富，在热带雨林中，树龄数十年或数百年者还会被称为"神桂"。桂树的树皮和嫩枝都可以入药，其嫩枝称为桂枝，而靠近根部的枝皮或干皮便是肉桂。《本草逢原》中说它"辛甘大温……益火消阴，大补阳气，下焦火不足者宜之"。无论是桂皮还是桂枝，它的颜色都是赤红的，而且在圆形的切面上还有清晰的纹理，和血管脉络非常相似，色红入心，故古人认为"桂"可以温补心阳，温经通脉。取自于梢头的桂枝上行之性较强，因此常用来治疗风寒感冒，而取自于根部的肉桂则温里之性更强，更多地用于治疗内有虚寒的情况。上好的肉桂目前市面少有，价格不斐，这种肉桂渗出的油会把包着它的桑皮纸浸透，所以好的肉桂又有"油桂"之称。

本草功效

西施所患的"虚火咽痛"常见于一些体质虚寒的人，中医常常把人体的阳气比喻成一条"龙"，龙喜欢在水中生活，当人体处于阴阳平衡的状态时，阳气便会安稳地待在体内；一旦人体出现阴分亏虚，就相当于"湖水"的水位下降了，"龙"在下面待得不安稳，便会上浮化热，表现为"上火"，这就是平素人们常说的"阴虚火旺"。然而另有一种情况，是人体内部虚寒太过，原本温暖的水域变成了"冷水"，那么"龙"也会住得非常不舒服，而频频上冲化火，表现为口腔溃疡，牙龈肿痛，口舌生疮等等，这就是"阳虚"咽痛的机理。这种"火"是万万不能服用寒凉药的，否则越清热越上火，这时候用肉桂就很合适，它善于温暖人体内部，能够给"龙"营造一个温暖的环境，这样，上逸的阳气才会乖乖回家。

肉桂也常用于治疗各种心慌、心悸，这类人可同时伴见怕冷、多汗、乏力、大便偏稀等症状，这是心阳不足所致，正适合用肉桂。有些寒性的胃痛也可以用肉桂治疗，打个比方，心阳就像是我们头顶上的太阳，在光照充足的情况下，地面上是不会结冰的；但如果天气阴霾，乌云挡住了阳光，在无日晒的情况下寒气就会堆积起来。有些人在吃了寒性食物或是冰冻饮料后易发生胃痛，常常便与人体的"日晒"不足有关，胃是要靠心阳去温暖的，阳气的匮乏使得胃没有办法对抗吃进去的这些"寒气"，就会发生胃痛等各种不适。对于这类病人，可以将肉桂打粉，每日1次，1次1克，小米粥送服或拌饭服用。

活用本草

　　肉桂也是各种美味佳肴中常用的调味品，据说外国贵族还曾经将肉桂粉加到红酒中饮用，以改善酒的口感。在寒冷的冬季，人们尤其喜欢将肉桂加入烹调中，能一扫寒冷阴霾之气，吃完后觉得暖和舒适。肉桂粉还可以用于面包、蛋糕及其他烘焙食品，不仅能让这些烘焙食品的口感更加香甜醇厚，同时还能起到健脾、开胃的作用。

当归生姜肉桂红糖煎

 材料 当归 15 克，生姜 25 克，肉桂 5 克，红糖 50 克。

 做法 将当归、生姜加适量水煎，将成时加入红糖煮沸，煮好后，放置碗中，放入肉桂焗 10 分钟。适用于小腹冷痛、手脚冰冷、痛经且痛甚则呕的人群。

引火归元粉

 材料 肉桂粉 3 克，吴茱萸粉 3 克，蜂蜜少许。

 做法 将肉桂、吴茱萸粉混匀，蜂蜜调拌，睡前贴敷足心"涌泉穴"。适用于四肢不温，肾元不固，虚火上炎的人群，如顽固口腔溃疡、失眠、腹泻、手足四季不温者。

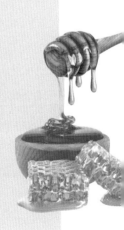

砂仁

暖胃消食绝佳

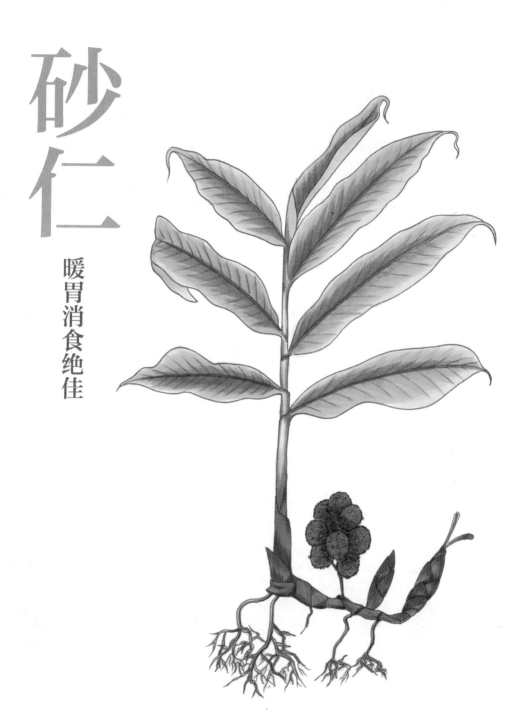

　　《红楼梦》不仅是一部文学巨著，它还真实地反映了清朝初年达官贵人的生活习俗。古代贵族非常重视养生，因此书中也出现了许多与本草相关的细节。《红楼梦》第六十三回曾提到这样一个场景：贾蓉又和二姨娘抢砂仁吃，尤二姐嚼了一嘴渣子，吐了他一脸。可见在清朝时，砂仁不仅作为药材使用，还是大户人家中风靡的养生食材。古代贵族养尊处优，常大鱼大肉，因此喜欢在肉类菜肴中放上砂仁当调味，也喜欢在饭后嚼砂仁，以达到去口气和消食的作用。

细解本草

　　中药界有句俗话说"北有高丽参、南有春砂仁"，砂仁是南方的道地药材，被誉为"四大南药"之一，尤其以广东阳春一带的"春砂仁"最为有名。入药取的是这种植物的果实，新鲜的砂仁果颜色紫红，乍一看和杨梅很像，但它的表皮上有许多尖刺。干燥后外壳会变成褐色，里面装着香喷喷的果仁，摇一摇还会响。和其他把果实结在梢头的植物不同，砂仁的果子偏偏结在靠近根部的地方，砂仁长得如此"靠下"，作用于人体便有一定"降下"的趋势。作为一味既有温性又有"降性"的本草，砂仁对于胃寒而胀满不通的情况较为适用。

本草功效

《本草征要》中说砂仁"味辛性温"，能"化食而理心疼呕吐"，它一方面性暖可以散去脾胃的寒，另一方面又有降胃导滞止呕的作用。有些人在吃了过多的冰冻食物后，会闹"肚子疼"，甚至会出现恶心欲呕的感觉。这其实也是身体的一种保护反应，希望通过"吐"这种方式，把这些消化不了的"寒食"从胃里排出去。而砂仁的味道辛辣，气味又浓烈，就像一股暖烘烘的下行气流，能把胃里的寒气给烘散，同时它的"降下之性"也能推动堆积的食物向下"输送"，因此吃完后呕吐的冲动便消失了。"补土派"的名医李东垣特别喜欢用砂仁来调理脾胃，还把它用在解酒汤中，认为这味药能解酒湿、护脾胃，对于酒后湿气上涌的呕吐也有效。

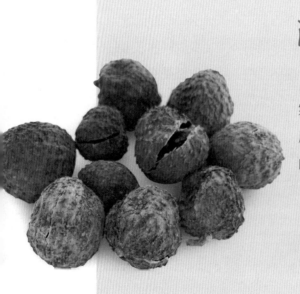

活用本草

砂仁比较温燥，适合脾胃虚寒的人食用，如果是阴虚火旺体质，或者曾经有消化道出血病史的人忌用。

砂仁猪肚汤

材料　猪肚 1 个，砂仁 20 克，生姜 3 片，食盐适量。

做法　猪肚翻转过来后用盐搓洗，反复数次后洗净，切片。将生姜与猪肚放入砂锅中，加水 1500～2000 毫升，大火煮沸后转小火焖 2 个小时，直至猪肚烂熟为止。砂仁用菜刀的刀背拍裂外壳，装入汤料袋中，在猪肚汤快好的时候加入焖 10～15 分钟，再将袋子取出，加入精盐调味，即可食用。很多食谱中是将砂仁和猪肚一起煮两个小时，但在这么久的焖煮过程中，砂仁的香味会挥发掉很多，因此本食谱建议砂仁后下不久煮。这道菜适合脾胃虚寒，稍稍吃些冷性食物就容易胃胀胃痛的人食用，这类人一般胃口不好，饭后易腹胀，大便易不成形或易腹泻，但口干口苦明显且大便干结者不宜用。

砂仁茶

材料　红茶 15 克，砂仁 10 克，陈皮 5 克。

做法　将砂仁敲碎，连同其他两味药材一同放入茶壶中，加沸水冲泡 5 分钟左右，倒出后即可饮用。适合于酒后或吃冷饮后有胃胀呕吐感，自觉胃部发冷且有胀满的感觉，想喝温热的水或想热敷，嗳气，吐出一些未消化食物或是清水的情况。既往有消化道溃疡或出血风险的人慎用。

益智仁

冬季起夜好痛苦？你需要这颗『暖宝宝』

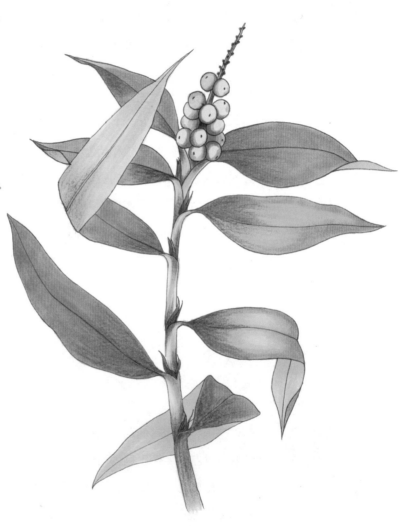

　　严寒的冬夜，有什么比裹在暖烘烘的被窝里更舒服的事呢？相对之下，冬季起夜可就是件非常痛苦的事情了。每到冬天，大家自然都希望一夜睡到天亮，不用在半夜离开暖和的被窝，可是却总有些人每到夜间便尿意频频，不得不频繁地起夜。就算是晚上减少饮水，却还是憋不住尿意，这是怎么回事呢？

　　平时如果有人喝多了水频繁地上厕所，朋友间会开玩笑说这是"肾虚"了。话糙理不糙，虽然尿频有很多种原因，但冬季夜间的尿频的确常与肾阳不足有关，这一点在老年人中尤其常见。中医说"肾主水""主司二便"，肾中的阳气调节着人体一身的水液代谢，主司水液的排出。冬天气候寒冷，能通过体表蒸发的水分量减少，水液既然不能上行为汗，自然就会下行为溺（即小便），因此冬天尿多是很自然的事情。但对于肾阳不足的人来说，这么多的水液身体可"承受"不了，无法储存太久，必须要不断地排出以减轻"负荷"，这也就是中医所说的"肾气不摄"。尤其在夜晚，寒气更重，汗少尿多，因此肾阳虚的人就不得不频繁地起夜。要想改善这种状况，肾虚者冬季不仅外部要保暖，也要给内部的"肾"暖一暖，有一味本草便在这方面大有裨益，这就是名字非常讨喜的"益智仁"。

细解本草

　　益智仁主产于南方尤其是海南一带，古籍中说它"味辛、性温""夜多小便者，取二十四枚，碎，入盐同煎服，有奇验"。益智仁入药取的是它的果实，它结果的部位也比较特别，其他植物的果子多是高高地挂在枝头，而益智仁的果实则有点"害羞"地缩在枝梢下方。因此，本草理论认为它既有温补之性又有引气下行以温肾的作用，特别适合用于治疗肾气虚寒所致的多尿夜尿。

在药用的本草中，花类本草有上行之性，而果实类则有下行的趋势，因此益智仁能够走得比较"深入"，在人体最下部发挥它"温热"的作用。它的味道比较辛辣，吃了辛辣的东西后，人们常常会觉得有股"热气"上冒，有时候还会出汗，这是因为辛热的东西有"升阳发散"的作用。益智仁一方面能"温暖"人体内部，另一方面又能够通过"辛散"的方式，把一部分水液发散出去，减轻人体下部的水液负荷。

本草功效

有些人望文生意，觉得既然叫益智仁，应该能够提高智力，把它当成一个秘方喂给孩子吃，闹出了不少笑话。事实上，"益智仁"这个名字的背后大有底蕴，关于它的来源有两种说法。一种是说益智仁可以用于预测当年稻谷的收成情况，故古人尊称它为"智者"。据说益智仁的花穗结果时常分为上、中、下三簇，古人通过观察三簇果实的饱满与否，预测当年早、中、晚稻是否可以获得丰收；另一种说法则认为，益智仁性温入脾经，"脾主智"，因此"益智"真正的含义其实是"有益于脾胃"。

这两种说法其实都是有根据的。粮食的丰收与否，与土壤条件的好坏有必然的联系。五脏中脾胃属"土"，益智仁除了温肾之外，还能补脾胃，显然是很得"土气"的，如果它的果实都结得丰硕饱满，证明这一年的土地很肥沃，粮食丰收也在情理之中。俗语也常说"兵来将挡，水来土掩"，自然界中最能拦住洪水肆虐的就是土做的堤坝，冬季夜间的多尿不就像洪水从堤坝渗出拦不住吗？用上"补土"的益智仁，就能把"水"给堵回去，因此益智仁还常用于治疗口水清稀而量过多，或是白带漏下不止，应用的就是这种"土克水"的原理。

活用本草

　　正因为益智仁有暖脾胃、散胃寒、温中收摄的作用，"补土派"名医李东垣还常将它用于胃寒不适的治疗中。如果用于食疗，可用益智仁煲猪肚；冬季要加强益智仁暖肾止尿的功效时，可以用它煲猪腰或者配合核桃煮茶饮，或配合冬季进补的羊肉一起食用也不错。益智仁味道辛辣，性温热，阴虚易上火者不宜服用，烹调时最好适当配合一些养阴血的肉食，能够缓和它的温燥之性。

益智仁煲猪腰

 材料 猪腰 300 克，益智仁 15 克，枸杞 10 克，生姜数片，盐适量。

 做法 猪腰剖开，剔去筋膜并切片，洗净；在砂锅中放入生姜片，加水，放入猪腰先焯一遍，特别怕腥味的还可加入料酒；益智仁装入汤料袋中，与猪腰一起放入锅中，加水煮开后转小火煮 20 分钟，再加入枸杞煮 10 分钟，关火前加入精盐调味，即可食用。枸杞性温润而能补肝肾，又因有甜味，可以适当调和益智仁的辣味，但枸杞久煮易破开，故稍迟放入可以保持颗粒完整。

益智仁粥

材料　益智仁 15 克，山药 15 克，粳米 100～200 克。

做法　益智仁放入汤料袋中，砂锅中放适量清水，加入益智仁煮开后小火煮 10～15 分钟，取出汤料袋，用余下的汤汁加入粳米煮粥；新鲜山药削皮后切小块或切末，待粥煮至 20 分钟时加入再煮 15 分钟，关火即可食用。喜欢甜味的可以加入少量白砂糖或是蜂蜜。益智仁的外壳很硬，不适合直接放在粥里煮，因此改用益智仁水煮粥；山药块煮烂后会很快散开，因此要晚些放，也可以用干山药代替，但新鲜山药补脾阴的效果更好。这道菜肴适合胃寒的人食用。

益智仁煲羊肉

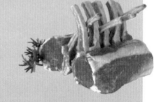

材料　益智仁 20 克，羊肉 200～300 克，当归数片，盐适量。

做法　羊肉切小块，先焯一遍并洗净血水；益智仁装入汤料袋，与当归一同放入砂锅中，加水烧开，然后再加入羊肉块转小火慢炖 1～1.5 小时，直到羊肉软烂为止，最后加盐调味即可。喜欢吃甜味的可以加枸杞一起炖，怕油腻的可以改为加入葱叶。羊肉性温有补益气血的功效，配益智仁可暖胃温肾，而当归除了辟味还有补血功效。这道菜适合在冬季比较寒冷的时候，最好是大寒节气后再食用，以防上火。

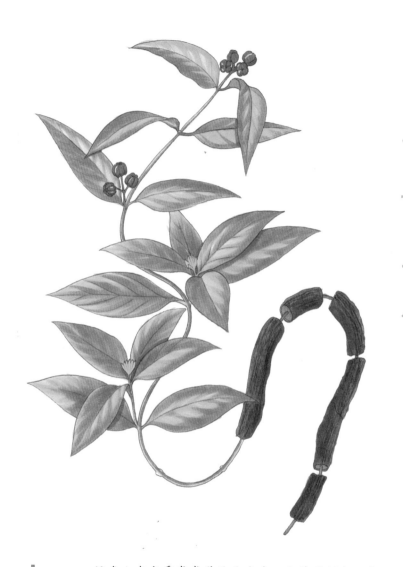

巴戟天

温暖『老寒腿』，『逆天』的补肾药

很多人在冬季常常觉肢体冰冷，尤其是腿部，即使是在被窝里包裹着也很难暖起来。更有许多"老寒腿"的病友，常常在冬季"迈不开腿"。为什么季节变化对人有这么大的影响？中医常说"春气在肝、夏气在心、秋气在肺、冬气在肾"，意思是四季中人体的气会处于不同的状态，这和上述脏腑的关系密切。冬天是把气"收藏"起来的季节，那么人体的"收藏"功能该由谁来发挥呢？它就是五脏中的肾！

冬天天气寒冷，肾气足的人，原本就"收藏"好了充足的阳气，即使外面寒风凛冽，但整个人还是暖乎乎的。而肾虚的人"藏"不住气，到了冬天特别容易脚冷，平素有关节僵硬疼痛的，也很容易在冬季加重，因此"老寒腿"病友最期望的就是春季的到来，那么，有没有什么药能达到"人造春风"的效果呢？下面要介绍的就是这味"逆天"的本草——巴戟天。

细解本草

巴戟天味辛甘，性微温，被誉为"四大南药"之一，是岭南道地药材，尤其盛产于广东。巴戟天这种植物，冬天叶子也不凋落，《本草乘雅半偈》中说它"草木至冬，莫不随天地气化而藏，独此不凋，与天相戟，当为冬肾之生物也"，因此巴戟天名字的意思就是"与天相戟"，是一味"逆天"的草药。巴戟天在寒冷的气温下仍然生机勃勃，本草书形容它就像冬季里的一缕春风，能化寒冷为温暖，非常形象地表达出它对"老寒腿"的治疗作用。入药取的是它的根部，人体"冬气在肾"，巴戟天则"冬气在根"，它在冬天时能把根长得非常肥厚饱满，就像人能够把大量的阳气储存在肾里一样，因此，巴戟天便具有补肾阳、祛风湿的作用。

本草功效

本草古籍中说巴戟天的功效是"主大风邪气，阴痿不起，强筋骨，安五脏，补中，增志，益气"，意思是它可以增强人的体质，以对抗外来的邪气，尤其对四肢筋骨的不适有好处。常见的外来邪气有风、寒、湿等，这些都是生活中很常见的病因。例如我们感冒的时候常会说这是"吹多空调受了寒"或"不小心淋了雨，现在全身酸痛湿气重"，这一般还是处于邪气侵犯最表层的程度。有些人长期受寒受湿，再加上正气虚弱，邪气进一步深入后会达到肌肉筋骨的层面，容易出现反复的四肢关节僵硬不适，且遇寒加重，得暖则减。

感冒的时候，通过发汗的方式，人体的正气会把邪气"赶出去"，"汗出"其实是阳气到达体表的一种表现。如果要把四肢关节里的邪气"赶走"，也需要调动体内的阳气向这个方向"活动"。巴戟天性温可以助肾中阳气，味辛则有引阳气外走的作用，通过阳气的运动将邪气一点点驱散。因此它常常用于各种筋骨僵硬酸痛的治疗中，也常作为体虚容易外感之人的补药使用。

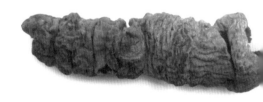

活用本草

在巴戟天的使用过程中要注意几点：巴戟天功在补肾，所治疗的"老寒腿"，特点是下肢寒冷并伴有僵硬感，活动后无法好转。若下肢怕冷但活动后能好转的多为气滞或湿阻，以手足四肢末端发凉为主的多为血分虚寒，这些情况都是不太适合使用巴戟天的。另外，巴戟天毕竟属于热药，如果下肢以红肿热痛为主的（如痛风发作期）是不适合使用的。

"老寒腿"多属于陈年旧疾，非一时而生，也非一时而治，汤饮之法多用于天气变化比较明显的时候，尤其是症状比较明显的时候，平时的调理，可以考虑用巴戟天来泡酒。

巴戟天乌鸡鸡爪汤

材料 巴戟天 20 克，乌鸡 300 克，鸡爪 300 克，枸杞一小把，盐适量。

做法 乌鸡和鸡爪洗净，乌鸡斩块，先用水焯一遍；巴戟天洗净后先放入砂锅中，泡发 20 分钟左右，然后加入乌鸡、鸡爪，大火煮开后转小火，煲煮约 1 小时左右；关火前加入枸杞煮 10 分钟，加入盐调味，即可食用。这道汤中鸡爪的作用类似于药引，乌鸡色黑能补血，配合巴戟天温肾暖足，甜甜的枸杞除了改善口感，也有滋补肝肾的作用。

巴戟天酒

材料 巴戟天 150 克，怀牛膝 150 克，米酒 3000 毫升。

做法 上述材料洗净后切片（也可直接购买中药饮片），放入酒中，封好瓶口，每日振摇 1 次，浸泡 1~2周；其后可将饮片取出（为方便可先将饮片装入汤料袋中），冬季每日饮用少量药酒即可。在孙思邈的《备急千金要方》中就提到过巴戟天酒，认为它可以治"五劳七伤"，也就是各种各样的筋骨虚劳。

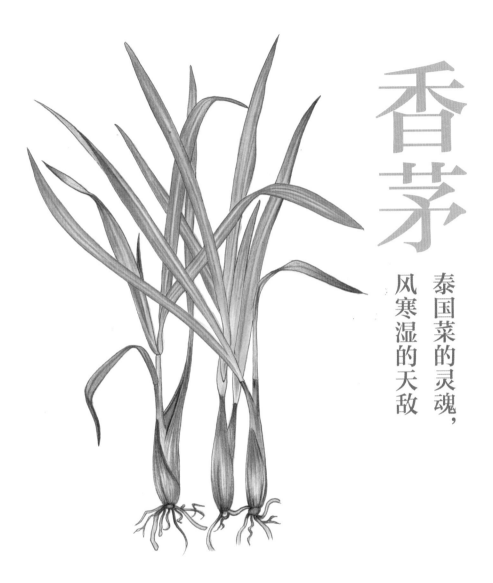

香茅

泰国菜的灵魂，风寒湿的天敌

　　香茅是泰式料理中常用的香料，而我国云南傣族同样喜用香茅作为烹饪香料，最有名的一道菜肴是西双版纳的"赶集黄焖鸡"，在烹饪过程中，厨师会加香茅调味提香。每当傣历新年，傣族的少女就做好黄焖鸡带到集市出售，若前来买鸡的年轻小伙子不是她中意的，就会开价很高，如果是她喜欢的，就会低价出售。

细解本草

香茅除了入菜烹调之外，还能做成香茅精油。《岭南采药录》中记载："提取其油，可止腹痛。"因为其有独特的芳香，人们提炼香茅精油最初是用于驱蚊，后来认识其独特祛除污秽湿浊之气的药效，在泡脚的热水中滴几滴香茅精油，可以达到活血通经络的目的，还能达到去除脚臭的效果。在《岭南采药录》中更将其精油用于治疗腹痛，因其有驱除体内风寒湿气的作用；在按摩中运用香茅精油，有利于驱除这些邪气，达到缓解关节疼痛及肌肉疲劳作用，将其做成香薰可以清新头脑，做成喷雾可以有效清洁油皮肤。

本草功效

《陆川本草》中这样记载香茅："辛，温。发表退热，消肿止痛。主治风湿骨痛，跌打损伤，感冒身热。"《广东中药》中记载："祛风消肿。主治头晕头风，风疾，鹤膝症，止心痛"。

香茅的味道比较奇特，泰国人对它的钟情犹如四川人对于麻辣的痴迷，泰国菜中必加香茅，缺乏香茅的泰国菜犹如缺少了麻辣的四川美食，因此它堪称泰国菜的灵魂所在。我国云南、广东、广西等地区与泰国的气候颇为相似，炎热潮湿，表面上似乎与香茅的辛温无缘，但就是因为这种气候，当地人民贪凉喜饮，常于空调房内喝着冷饮，一出空调房，外头的炎热潮湿又扑面而至。人体在寒与热中瞬间交替，毛孔血管来不及适应这种环境剧烈的改变，那么就容易把风、寒、湿停留在肌肉或体内，导致头晕头胀、怕冷、发热、腹泻、关节疼痛等症状。香茅气味辛温，具有独特的芳香，温可以散寒，辛能够驱风，芳香可以醒脾驱湿，因此，香茅实际上是上天赐予当地解决风、寒、湿侵犯人体的药食同源的植物。

活用本草

三香解暑饮

 材料　香茅 20 克，香薷 15 克，香蓼 10 克，鲜薄荷叶 5 克，干荷叶 5 克，野菊花 10 克，鱼腥草 15 克，苍术 10 克，冰糖 10 克。

 做法　除了冰糖，所有药材加水超过一个拇指指节，浸泡 30 分钟；大火煮至水烧开后，加入冰糖，盖上盖子，继续大火煮 10～15 分钟即可饮用。适用于暑湿感冒，症状表现为身倦乏力，肢体困重酸痛，汗出不畅者。

香茅姜茶

 材料　香茅 1 根，柠檬叶 5 片，南姜 15 克，冰糖 30～40 克。

 做法　南姜切片，香茅切小段，柠檬叶剪碎；锅中加水 500 毫升，大火煮沸，放入上述材料及冰糖，盖上盖子，继续大火煮 10～15 分钟即可饮用，此茶具有祛风散寒的作用，适合感受风寒湿邪导致的外感人群饮用。

冬阴功汤

 材料 深水鲜虾 200 克，白贝 250 克，香茅 1 根，柠檬叶 5 片，南姜 1 块，青柠 1 个，红色朝天椒 3～5 条，草菇 10 个，洋葱 1 个，番茄 1～2 个，芫荽 10～20 克，鱼露 2～3 汤匙，白砂糖适量。

 做法 白贝放入盐水中 1 个小时，让白贝充分吐沙，捞出备用；虾洗干净后去虾线，锅烧热，不需放油，将虾倒入煎至皮发红即可取出，备用；番茄、洋葱、草菇、青柠切块，南姜切片，香茅、朝天椒用刀背拍散后切段，芫荽切成碎末，柠檬叶去掉茎后切成碎末；锅中水烧开，转中火，依次香茅、南姜、洋葱共煮；再次等水烧开后再加入朝天椒、草菇；再次等水煮开后加入白贝，等白贝开口后，依次加入砂糖、鱼露、鲜虾、番茄、芫荽、柠檬叶煮开；关火，挤入青柠檬汁调味即可。喜欢加入椰浆的小伙伴可在虾熟透的时候，转小火后倒入椰浆搅匀，椰浆可以适量多加些，汤的口感会更浓郁。冬阴功汤对于寒湿困阻体内导致的胃痛、疲倦、腰酸膝痛等情况颇为适合，但湿热体质的人群不宜饮用。

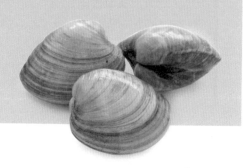

第三卷

四季**助脾**

在五行中，脾胃属土，《黄帝内经》中记载："饮入于胃，游溢精气，上输于脾，脾气散精，上归于肺，通调水道，下输膀胱，水精四布，五精并行。""诸湿肿满，皆属于脾。"可见人体的"湿度"与脾胃息息相关。湿度适中的肥沃土壤才能化生万物，而土地最容易出现的主要问题，一是过于干燥贫瘠，二是过于潮湿疏松。因此，在这一卷中，既有给土地"增肥施肥"的"补脾虚"本草，也有减少水湿的"祛湿邪"本草，以及身兼两用的"健脾化湿"类本草。另外，在祛湿本草中，还加入了少量的活血本草，这是源于中医古籍的"血不利则化为水"一说，湿和瘀常相伴存在，故也收录于此。

补脾虚

甘草

最没有『个性』的本草，爱当『和事老』

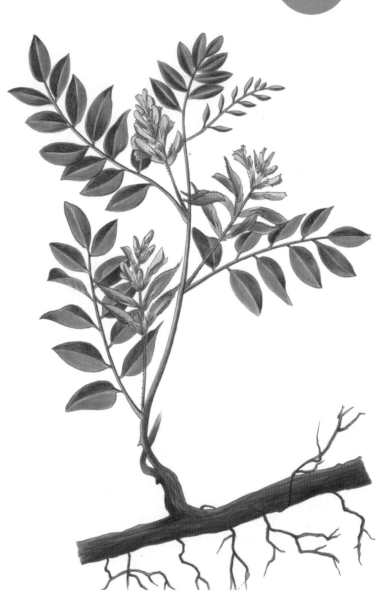

在诸多与本草相关的古代典故中，"神农尝百草"是最广为人知的一个。据说当年山林中遍地都是草药，但人们不了解这些植物的性质为何，眼巴巴地看着也不知道怎么用。而"神农"是一位部落首领，他致力于分辨植物药性，并且亲身尝试加以验证，因此便有了"神农尝百草，一日而遇七十毒"的传说。"七十毒"自然是有些夸张了，但百草中确实也有不少毒草，神农服用后该如何解毒呢？有些传说中认为神农用的是茶，也有的传说记载，为神农解毒的是甘草，因为甘草素来有"解百毒"的美名。

细解本草

《神农本草经》中记载甘草："主五脏六腑寒热邪气，坚筋骨，长肌肉，倍力，金疮肿，解毒。"甘草味甘性平，生用微凉，炙用偏温，入药用的是它的根。在诸多本草中，甘草是特别"中庸"的一味，它老老实实地按着大自然的规矩生长，一点也不越位。本草古籍说它"春苗夏叶，秋花冬实"，意思也就是说甘草发苗、长叶、开花、结果的次序严格按着春夏秋冬的流转顺序进行。而且甘草片的味道极为甘甜而颜色金黄，"甘"在五味中是"居中"的味道，黄色在五色中也是居于中间的颜色，可以说甘草真是非常"中性化"，一点儿偏颇也没有，因此它是最能代表"土性"的本草。

在中医看来，"土"的特性便是包容万物，古籍中说"土为万物母，凡物无论妍媸美恶，莫不生于土，及其败也，又莫不归于土"。自然界中几乎所有的植物都诞生于土壤，即使是动物，在死亡后它的身体也复归于土。因此，古人认为容纳了所有属性的土一定具有非常"中正"的特性，在人体中，具有这种特性的便是可消化水谷、输出精微的脾胃。而甘草具有相当浓厚的"土性"，因此和脾胃关系密切。

本草功效

在《中药学》中，甘草有一个很特别的作用叫做"调和药性"。常常进出中药铺的人可能会发现，很多老中医都喜欢在药方末尾加入甘草这味药，但用量并不大。在方中用上甘草，除了可以改善口感以外，还是为了调和整张药方的药性。一般来说，一张常见的方子中最起码会有十余种药材，寒热温凉、酸咸苦涩各不同，有些药材的作用方向可能完全不同，就像有好几匹马在向不同的方向拉一批货物。组方的选药不同自然是为了治疗的需要，但有时候为了避免过于相反的本草之间产生"对冲"，就要加入"调和"药性的甘草，它那中正平和的甘味能调和其他药材过于偏激的"个性"，使得药效更为和缓。

名医陶弘景还因此给甘草起了个"国老"的外号，他认为甘草是个"和事老"，在其他药材"打架"的情况下，甘草能够调和它们之间的矛盾，就像家里年纪最高的长辈善于调解小辈们的矛盾一样。

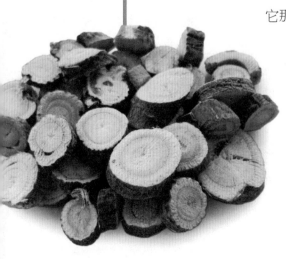

甘草还有另一个作用是利咽止痛，很多润喉糖中都会含有甘草，国外也有用甘草做成的甘草糖，吸烟后咽喉疼痛不适的人常会备上一点，这种情况下一般用的是生甘草。甘草的根肉是黄色的，但它的外皮是赤红色，红色入心，因此古人便认为它有一定"泻心火"的功效。但这种甘草的"泻火"和黄连等苦寒药的"降火清热"作用又不一样。打个比方，如果一间屋子里非常热，那么人们可能会开空调，或者是用在房间里放上冰块降温等能制造"寒冷"的方法来降温，这正和用凉性药清热是同一个道理。但如果这间屋子只是稍有些热，而且这种热是因为墙壁太薄了，在太阳暴晒后出现室温升高，那么人们就会选择把墙壁"补一补"，修得厚实一些，这样就可以"缓冲"外来热量的影响。甘草的作用和"补墙壁"是类似的，它的凉性并不强，但它的甜味很突出，"甘者能缓"，对于一时上冲的火热有缓和的作用，尤可用于一些熬夜后的虚性咽痛中。而蜜炙后的炙甘草性温，虽然没有了生甘草清热利咽的作用，但它"补虚"的作用更强了，可以用于治疗心悸、心慌的症状。中医有首名方叫做"炙甘草汤"，常用于治疗心慌、心悸及自觉心跳得特别快的患者。

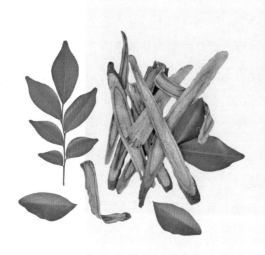

活用本草

　　市面上有很多甘草制成的零食，如甘草杏、甘草橄榄、甘草话梅、甘草糖……均取甘草缓急补中的作用。"甘者令人中满"，故易水肿（眼胞、下肢等部位）的人群不宜服用甘草。

甘草大枣馒头

材料　大枣100克，生甘草50克，面粉500～1000克。

做法　生甘草煮水去渣后和面，大枣100克捻成枣泥，掺入面中，揉至表面光滑。盖布发酵，发酵后揉匀排掉气体，制成圆形面坯。蒸好后即可食用。甘草大枣馒头对于一些无故悲伤、动辄哭泣或精神压力大的女性有效。她们往往对什么都提不起兴趣，烦躁、紧张又莫名悲伤，这时，不妨试试甘草大枣馒头。

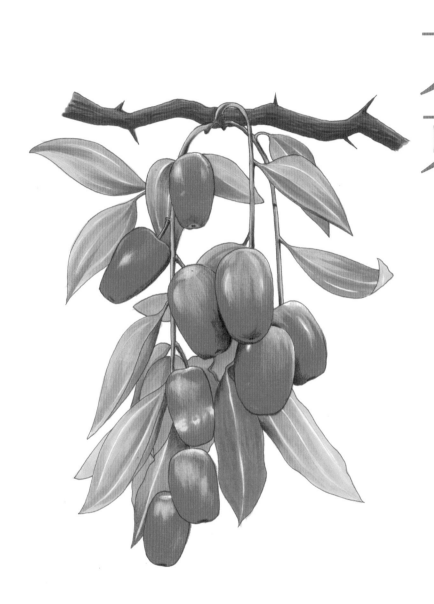

大枣

最日常的『补脾药』，补水生津且养血

《红楼梦》第五十二回"俏平儿情掩虾须镯，勇晴雯病补孔雀裘"中，描写了宝玉服用建莲红枣汤的情形：小丫头用小茶盘捧了一盖碗建莲红枣汤来，宝玉喝了两口；麝月又捧过一小碟法制紫姜来，宝玉嚼了一块。当时正值隆冬，宝玉按规矩要早起，冒雪去给祖母请安，丫鬟们怕他受寒感冒，因此，便为他准备了暖暖的红枣汤。大枣在小说《红楼梦》中出现频率颇高，它也是一味滋养脾胃的佳药。

细解本草

大枣广泛地用于各种补脾胃的药方中，在治疗腹泻或是需要发汗的方子中用得更多。对于脾胃虚寒的人，在受凉后出现轻微的感冒或是拉肚子的时候，民间经验是用大枣加上生姜煮一碗姜枣茶喝。另外，如果服用中药期间出现胃部不适，也可以在药液中兑入适量的姜枣汤缓解不适。医圣张仲景在其著作《伤寒论》中的很多方子里都使用了大枣，尤其是在治疗感冒的方剂中，他常常会加入十几颗大枣，这是因为大枣能够提供感冒发汗所需要的津液，也能够"缓冲"其他中药对于脾胃的刺激，还能够在腹泻水分丢失的情况下"补水生津"。平素消瘦、胃口不佳的人也不妨常备大枣，当零食嚼着吃，有补养脾胃的作用。

本草功效

大枣味甘而性平，不仅在药方中常用，同时也是广受老百姓欢迎的食材。明代医药学家李时珍在《本草纲目》中记载大枣："补中益气，坚志强力，除烦闷，疗心下悬，除肠澼。久服不饥神仙。"大枣是一种与"红色"关系密切的果实，它不仅外皮鲜红，枣肉也是红色的，在中医看来这是"火"的象征。枣树在农历六月时开始结果，此时正当盛夏，枣子充分吸收了这种温热的气息，在炎热逐渐褪去的八月，成熟的枣子会由青色变为全红，味道甘甜，可补益脾胃。枣子所补的主要是脾胃中的"津液"，也有一定的"补血"功效。晚清医书《医学衷中参西录》中记载："大枣其津液浓厚滑润，最能滋养血脉。"

活用本草

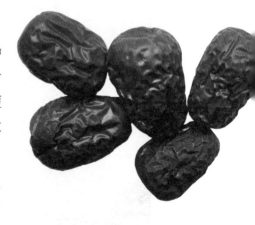

市场上以大枣为原料的零食、营养品琳琅满目，虽然为日常所用，但还是有一定的滋补力，偏实热、湿热体质的人群便不适合过度服用。通常这类体质人群多不喜甜食，也容易出现口中有异味、腹胀、大便干燥、牙龈肿痛、咽喉干燥等"上火"情况。另外，小孩子也不宜过多服用大枣，以免出现腹胀、壅满的情况。

红枣高丽菜

 材料 高丽菜 1 颗，红枣 15 粒，生姜片少量，酱油 2 勺，盐 1 茶匙，水半碗，油适量。

本品不拘何种体质均可服用。

 做法 高丽菜洗净后切成 2 厘米大的小块，红枣洗净稍微用手指压一下，使其味道容易出来。炒锅入油加热，将姜片、高丽菜放入锅中煸炒，炒至高丽菜变软再加入调味料、水与红枣，转小火焖至汤汁收干就可起锅。

红枣银耳汤

 材料 红枣 20 粒，白木耳 2 大把，莲子 1 包，适量冰糖。

 做法 白木耳洗净泡软，莲子、大枣洗净；汤锅放水烧开，将所有材料一起放入炖煮。煮到白木耳、莲子变软，再放入冰糖（可根据个人喜好调整甜味及材料的软度）；稍微炖煮一下，即可起锅。

本品不拘何种体质均可服用。

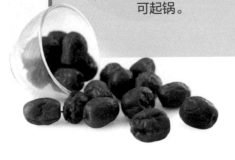

鸡内金

鸡身上的这种『金子』吃过吗？

小儿遗尿也能用

　　鸡是我国古代的"五畜"之一，人们认为它具有一定的补益之性，产妇做月子期间常会煲香喷喷的鸡汤饮用。在农耕时代，几乎家家户户都会养几只鸡，它是非常重要的家禽。其实，以往古人关于吃鸡是有很多讲究的，形成了颇具中华特色的"鸡文化"。以鸡的颜色来说，一般可分为丹（红）、白、乌、黄等数种。古时民间取鸡冠血辟邪，必选丹雄鸡或是白雄鸡，取其色红似火、洁白无瑕，有正大光明之意。给伤者或产妇补血时，老百姓则喜欢选用乌鸡煲汤，名医朱丹溪曾经解释道："鸡属土，有金与木火，则所禀者，惟少水耳。今得毛色之乌，是五行具全，不致偏胜。用之治病，宁不为优。"然而除了鸡肉本身，鸡的身上还有一味"金子般的药材"，这是一种健脾运脾的好药，也就是通常所说的"鸡内金"。

细解本草

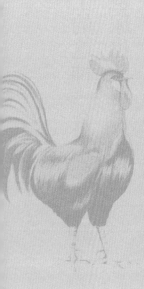

　　《本草述钩元》中说鸡内金"性味甘平"，主治"泄痢、小便频遗、小便淋沥、止泄精及尿血、治反胃消瘅、女子崩带"。鸡内金其实是"鸡肫"的内壁。鸡这类动物因为没有牙齿，食物要先通过一个储存了细小砂石的砂囊，砂囊表面也很坚硬，有助于代替牙齿碾磨食物。古人观察到鸡没有利齿，但是吃了带壳的谷物却仍然消化得很好，认为鸡的脾胃便如同锋利的金属一样可以打磨食物，故把取下的砂囊内皮称为"鸡内金"，认为它有健运脾胃而消积滞的作用。

本草功效

　　鸡内金早期主要用于消食化积，后来人们发现，这味药对于小儿遗尿也有不错的效果。一般来说，小儿遗尿与其"肾气未充"有关，"肾主二便"，而小儿的肾气尚未发育充盈，因此对尿液排出的调控会弱一些，这是生长过程中的正常现象。但如果到了5岁以上，仍然每周出现2次以上遗尿，持续时间至少3个月，这就要考虑进行治疗了。

　　古代儿科名医钱乙提出小孩子的生理特点为"脾常不足，肝常有余，肾常虚"。"肝常有余"指的是小孩子的生长发育旺盛，比起成人来说特别爱闹爱动，这是"肝气盛"的表现；"脾常不足"指的是小朋友的脾胃娇嫩，因此，小孩子容易出肠胃问题；"肾常虚"指的是小朋友没有发育完全，还是一棵娇嫩的"幼苗"，"底气"还没有成人那么足。因此，小孩子的"虚"常常表现在脾肾方面，遗尿也多与此有关。一般来说，脾肾虚的小朋友遗尿的特点是尿液颜色偏浅、偏白，常常在白天玩耍疲倦过度或是着凉的情况下加重，平时精力不是很旺盛，胃口也不好，脸色偏黄、偏白而缺乏红润。鸡内金作为鸡的"脾胃"，有健脾的作用。它的功效和猪肚有些类似，动物的胃都坚韧而又致密，能够很好地"盛放"食物，一滴精华都不会漏出，因此，古人认为它们有"收摄"的作用。鸡内金既能补脾，又有助于肾气的"收摄"，因此，适合用于治疗脾肾虚导致的小儿遗尿。

活用本草

下面介绍几道简单的膳食，不便制备膳食的，也可用鸡内金3～5克，煮熟后磨粉，调入红糖水后服用，每日2次，适用于上文提及有脾肾虚表现的小朋友。

养生鸡肉粥

材料
鸡内金5克，鸡肉30克，大米50～100克，生姜适量，葱1根，酱油和油适量，精盐少许。

做法
鸡内金捣为碎末或粉，大米洗净，放入锅中，煮开后加入鸡内金，转为小火熬粥。鸡肉切块后先用酱油腌过，生姜切末，葱切小段，热锅放油，先将鸡肉加葱、姜炒过，然后取鸡肉放入粥中，小火熬10分钟即可。这道菜有温中健脾止遗尿的功效，如是易上火体质的小朋友，可另用乌鸡代替普通鸡肉，或不放鸡肉，直接用鸡内金熬粥，或用鸡内金粉冲水服用也是较方便的方法。

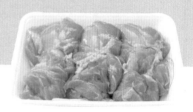

鸡内金山药粥

 材料 鸡内金 10 克，山药 30 克，大米 50 克。

 做法 鸡内金捣为碎末，山药削皮后切小块或切末，同大米一同放入锅中，加水煮粥。常吃这道粥品有健脾养阴的作用，适合脾气虚，同时还伴有脾阴虚的小朋友，即胃口不佳而大便又常偏干燥者。山药以新鲜者为佳，滋脾阴效果更突出。

鸡内金麦茶

 材料 鸡内金 10 克，麦芽 30 克，甘草 5 克。

 做法 上述材料装入汤料袋中，放锅中加水浸泡 20 分钟左右，大火煮开后转小火煮 20 分钟，去渣当茶饮。这道茶味甘淡而有麦香，适合给小孩子当开胃茶日常饮用。

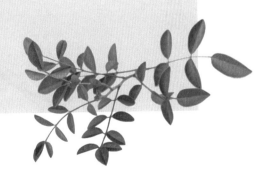

黄芪

益气最佳！这味本草功效全在『大长腿』

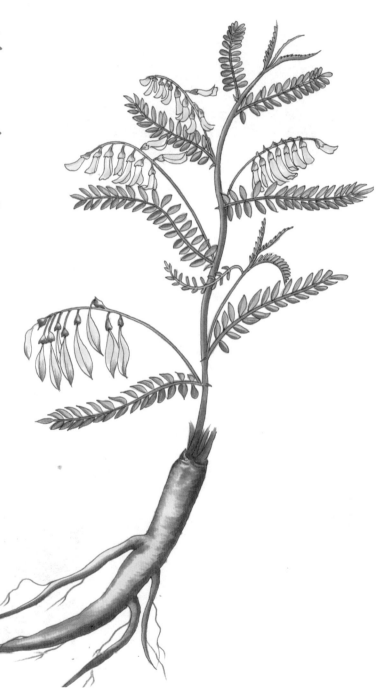

《旧唐书》中记载这样一段故事，当时的柳太后突然得了中风，说不出话，嘴巴也张不开，药汤根本灌不进嘴里，眼见其病情一天比一天加重，众医束手无策，新蔡王更是心急如焚。当时皇帝手下有一名臣子叫许胤宗，这个人精通医药，想出了一个好主意：用中药熏蒸法为太后治病。他煮了数十斛黄芪防风汤，放在柳太后的床底下，带着药香的水雾顿时充满全屋。柳太后被暖洋洋的黄芪汤熏蒸后，很快见了效果，当晚便能开口说话。

在另一个故事里，同样是黄芪立了大功。20世纪20年代，文化名人胡适出现了水肿，经西医治疗，虽有点功效，但总不见痊愈。后来中医陆仲安出马，用了大剂量的黄芪，便治好了胡适的水肿。

细解本草

黄芪能"补气"已为众人所熟知，《神农本草经》中记载其："味甘，性微温。主痈疽久败疮，排脓止痛，大风癞疾，五痔鼠瘘，补虚，小儿百病。"黄芪入药取的是根部，它的根茎很有特点，长而笔直，很少有分支，就像直通车一样，能直接把养分从最底下输送到最上端。黄芪根部的切面非常漂亮，分为层次分明的3层，即"外褐中白内黄"：最外层是褐色的坚韧外皮，然后是白色的根肉和黄色的根芯。在五色之中，黄色代表的是脾胃，白色代表的是肺，再加上黄芪"一路向上"的特点，古人便推断它的功效是由内而外，引脾胃之中气以走于肺表。同时，黄芪的质地坚韧，最外层的褐色外皮十分致密，在引气走表的同时又能把引上来的气绵密地"锁住"，因此常可用于治疗表气不固造成的自汗或反复感冒。

本草功效

对于那些动辄汗出又容易饥饿的虚弱人群，可以通过饮用黄芪水强壮身体。而在柳太后的故事中，医生用黄芪的用意也是一样的，患者因为中风导致气血阻滞，外周肌肉没有气血濡养，因此嘴巴就张不开了，而黄芪能够充实里气，同时引导充盈起来的"气"输布到外周，因此中风病人的后期调理中不妨也用上一些黄芪。

此外，黄芪也常用在"虚胖"的人群中。"虚胖"的人虽然看起来很丰满，但往往身体并不结实，容易出虚汗、乏力，稍微活动下就遍身大汗，气喘吁吁，其实这也是"表气"不充实的一种表现。这类人体内有太多的水湿堆积在皮毛肌肉里"搬运"不走，因此整个人看起来很胖，但筋肉就像一个刚出炉的馒头，手指一戳，是软而乏力的。

同时，人体里的水分也需要有足够的"表气"去看守，在运动后表气被消耗的情况下，"虚胖"的人就像漏水的壶一样，脆弱的"外壁"挡不住水分的渗出，因此出汗特别多，而且汗后怕吹风，中医称之为"气虚自汗"。这类人群也特别容易出现水肿，在脚踝、小腿、眼睛都会出现水肿，这种水肿也是因为气虚推动无力，导致机体水液出现代谢异常。黄芪本身并没有利水功效，但它能给体表注入一股"推动力量"，以使得表气能够充分"活动"，把多余的"废水"排出体外。

活用本草

黄芪粥

材料 黄芪 60 克，大米 100 克，红糖适量。

做法 将黄芪水煎取汁，加大米及清水适量，武火煮沸后，转文火煮至粥熟，加入适量红糖后即可食用。每日 2 剂，早晚各 1 次。黄芪粥补益元气、健脾养胃、利水消肿。适用于劳倦内伤、慢性腹泻、体虚自汗、老年性水肿及疮疡久溃不收口等。

黄芪竹笙炖花菇

材料 黄芪 15 克，竹笙数条，黄耳 50 克，花菇 100 克（洗净后不要再浸水以免失味），椰子 1 个。

做法 椰子切块与其他材料加 4 碗滚水炖 3 小时以上。本品可益气、健脾、开胃，不拘何种体质均可服用。

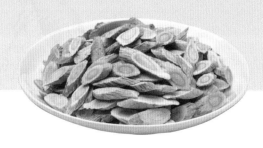

人参

气阴双补之品

它能『吊气续命』是真的吗？

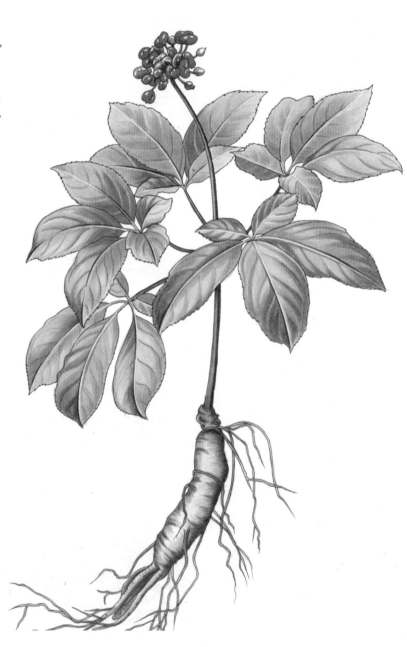

在武侠小说《天龙八部》中，主人公萧峰不慎伤了小姨子阿紫，眼看小姑娘要断气了，抱着她进医馆求救，但医生摸脉后认为已经回天乏术。恰好有人也来医馆买药，说是自己家的老太爷快过世了，要靠人参吊着一口气。萧峰便仿照着给阿紫也熬了浓浓的参汤喝，果然稍有起色。萧峰素来听闻上好的人参产于长白山一带苦寒之地，于是便深入北地，又得到当地女真族的帮助，每天都能采到质量极好的人参给阿紫煨汤喝，最后居然保住了她的命。

类似关于人参的记述还有很多，如《本草纲目》便引述了《广五行记》中的一个故事：隋朝有一户人家，晚上常常听到屋子后面有人的声音，后来在声音传来的地方发现了一棵人参，挖出来后发现它的根就像人一样有四肢和头身。像这样有关于人参的神话故事为数众多，使得人参在深入民心的同时也披上了一层神秘的面纱。

细解本草

入药所用的人参为五加科多年生草本植物人参的根，人参细分起来也有很多种，如按生长方式可分为野山参、移山参、林下参、园参，按加工方式不同又分为鲜人参、白参、红参，白参又分为生晒参（将鲜人参洗净后晒干或烘干）、白干参（将洗净的鲜人参刮去外皮晒干）、白糖参（将人参浸糖加工而成），蒸制后干燥者称"红参"，通常所说高丽参多指红参。一般来说，红参相对偏温燥，温补之性更强，白参相对偏凉，更能生津止渴。另外平时常说的"西洋参"，它是法国传教士在加拿大南部、美国东部发现的，又叫花旗参，跟人参不是一个品种，不要把二者混为一谈。西洋参的补气之力不如人参，但生津之力则胜于人参，最适于气阴两虚证。

早在《神农本草经》中便有关于人参的记载："主补五脏，安精神，定魂魄，止惊悸，除邪气，明目，开心，益智，久服轻身延年。"人参味甘而微苦，性平，对生长环境有比较特殊的要求。根据中医的传统观点，万物总是相生相克，有些本草会倾向于生长在和它本性相反的环境中，例如潮湿的岭南盛产各种化湿的草药，而严寒的北方山谷反而会产出各种温补的本草，人参便是其一。在古代的传说中，人参总是生于深山老林，采参时也有许多风俗禁忌，否则会把人参"吓跑"。野生人参一般不会生在潮湿的田地里，它比较喜欢长在干爽的山谷中，因此只有山里才找得到。同时，过于干燥及日光暴晒的地方，人参也不喜欢，它生长的地方一般都是有树荫遮盖的，这样的地方一般都比较难以被发觉，因此采参人们便认为人参有"灵性"，很会挑躲藏的地方。人参喜燥而不喜湿，说明它的性质偏阴，需要环境中的"阳性"加以调和；但它又不喜日晒而喜阴凉，又说明它"阴中带阳"，属于滋阴药中偏阳的一类，说它能气阴双补也不为过。它不像滋阴药生地那般寒凉，又不像温阳药附子那样温燥，总的来说是一味比较平和又全面的补药，因此受到古今医家的推崇。人参色黄味甘，以入脾胃为主，有助于脾胃化生精华以滋养五脏，因此《神农本草经》把它列为"上品药"，可做长期养生之用。

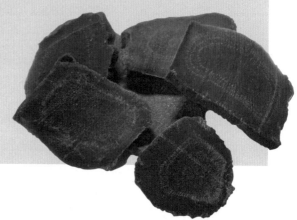

本草功效

人参"吊气延命"的民间传说由来已久，这传说确实也有一定根据，但并非所有情况下都能发挥作用。例如，在暑热天气大量出汗的情况下，有些人因为体内津气过分消耗，会出现"中暑"晕厥，在病人苏醒后，含上一点参片或是喝点参汤是非常有用的，人参能够有效地补充人体耗散的津气。或者是在一个人因突受惊吓而瘫倒，四肢软弱无力，六神无主的时候，也可以用红参救救急。古籍中说人参可以"安神"，正因为它味道甘中带苦，又滋味醇厚，有引气内收，安定神志的作用，能够安抚病人受惊吓后的逆散之气。但如果病人是因为阴寒过盛而阳气断绝，或是因为痰热盛而导致中风晕厥的时候，人参恐怕就发挥不了太大作用了。

活用本草

人参的食用方法很多，可炖服、蒸服、煮服、含服，但人参并不是适用所有人群，如果不恰当长期服用人参，不但不能强身健体，相反还会给身体带来副作用。如一些湿热、实热体质的人群，即经常眼睛发红、口苦、口酸、口黏、便秘、烦躁的人群，应该禁食人参；对于经常口腔溃疡、牙龈肿痛、口舌生疮的人群，则应慎服人参。

人参粥

 材料
人参粉 3 克，粳米 100 克，冰糖少量。

 做法
材料同入砂锅煮粥，宜秋冬季早餐空腹食用。人参粥出自《食鉴本草》，适用于老年体质虚弱、五脏虚衰、久病羸瘦、劳伤亏损、食欲不振、慢性腹泻、心慌气短及失眠健忘等气血津液不足病证的人群。

人参莲肉汤

 材料
人参 10 克，莲子 10 枚，冰糖 30 克，乌梅 5 克。

 做法
隔水蒸炖，熟烂后服食，每日 1 剂，早晚分服。适用于病后体虚、气弱、脾虚食少、自汗及泄泻等人群。

人参山楂茶

 材料
人参 10 克，山楂 5 克，莲子肉 5 克，白糖适量。

 做法
将前 3 种材料一起放入锅中，加入适量清水，大火煮沸后改用小火慢煮半小时左右，过滤取汁，加入白糖搅匀即可。每日 1 剂，代茶频饮。本品具有补脾胃、止腹泻之功。

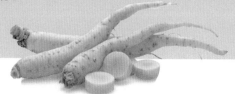

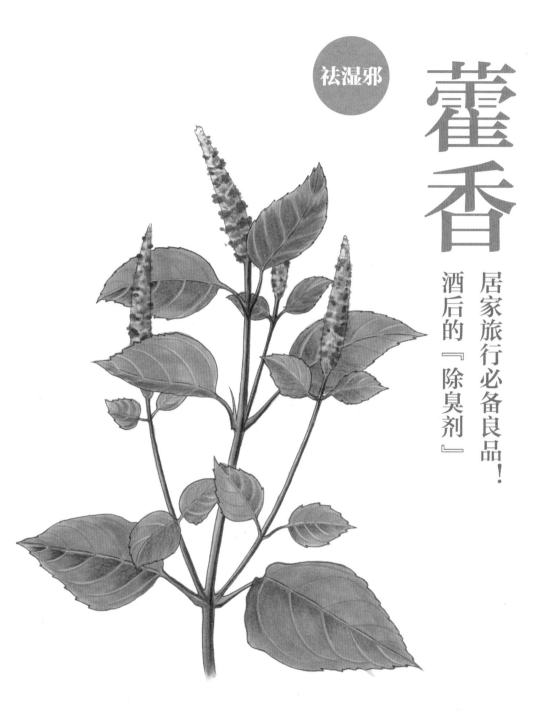

祛湿邪

藿香

居家旅行必备良品！

酒后的『除臭剂』

开车前饮用"藿香正气水"被酒精探测机误判为"酒驾"曾一度成为头条新闻，导致"误诊"的原因是这种中成药液里含有酒精，和藿香本身没有关系，但这条新闻如此受关注，也说明藿香类的中成药在日常生活中很受欢迎，是名副其实的"居家旅行必备良品"。其实，藿香还真和酒有点关系，《本草纲目》中称藿香煮汤可以治疗"酒后口臭"，如果是酒后口气重且伴有舌苔厚腻的，倒不妨将藿香正气液当做"除臭剂"试用一下。

细解本草

早在中国唐代以前，藿香就已经被作为香料使用了。它是古代常用的天然植物香料之一，与檀香、沉香、丁香、乳香并称为本草"五香"。其中檀香取其根，沉香取其结，丁香取其花，乳香取其脂，藿香则用其叶。因产自广东的藿香最好，所以最地道的藿香也被称为"广藿香"。藿香的"藿"字取自"霍然而大"，有"万物盛长"的意思。本草古籍认为，藿香生于岭南，这里长年光照多，夏季颇长，因此岭南植物多数枝叶茂密，正合"霍然而大"之意。虽然藿香生于长期被"夏季"占据的岭南，但它还是按照四季的节律，春发芽夏长叶，秋结籽冬落叶，一步不差，古人认为这是与天地"正气"同步的表现。藿香的香气主要聚于叶片，采于夏季的藿香叶，充分吸收了南方充足的阳热后化为浓烈的香气，因此，这种香气就像夏季的阳光一样，有祛除阴霾邪气的作用。

本草功效

藿香常用于治疗感冒尤其是胃肠型的感冒，或者是急性胃肠炎，就如《本草纲目》所说的，藿香主治"风水毒肿"，可以"去恶气，止霍乱"。这里所谓的"毒肿""恶气"都是天地中的"不正之气"，有点类似于某些流行性病毒感染或细菌感染。古人认为本草的香气能够辟秽，因此，藿香这种"正气满满"的芬芳特点正适合治疗这一类疾病，可以祛邪解表。

活用本草

藿香本身的味道不出色，但它的香味令人喜爱，在食疗中也常常作为配料使用，川菜中常用它来给鱼调味，有些地方还喜欢采摘新鲜的藿香嫩叶做成各种面食。有道著名的美食叫做"芙蓉藿香饺"，乃是选用新鲜的大片藿香叶子，用它当饺子皮把肉馅或豆沙馅包起来，外面裹上面糊或蛋液后油炸食用，爽口香脆，但现在要找到新鲜的藿香叶不太容易了。市面上多是藿香的干品，藿香类的中成药也有很多，或单用藿香煮茶饮也是种不错的选择。

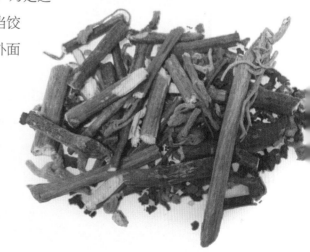

藿香茶

 材料 藿香15克，普洱茶10克，陈皮3克，大枣1~2颗。

 做法 以上材料均可在药铺中买到干品饮片，如可取到新鲜藿香叶亦可，取叶片洗净后备用，大枣掰开去核，陈皮切末。藿香先放入锅中，加水煮开后煮15分钟左右，滤渣。然后将普洱茶、红枣、陈皮加入茶壶中，用滚烫的藿香水冲泡，稍焖一会儿后便可饮用。药用的干陈皮较为苦涩，怕苦者可去掉不用或用佛手丝代替，它们和藿香一样均有理气化湿之效。茶叶本身有升发脾胃清气的功效，普洱茶性偏温，和藿香搭配，能起到健脾化湿之用，适合在肠胃不适或酒后有口气时饮用。

藿香炒鸡蛋

 材料 新鲜藿香叶100克，鸡蛋2~3个，盐和油适量。

 做法 藿香叶洗净后切小段，调入盐后挤掉一些水分，鸡蛋打成蛋浆，将两者搅拌好；锅中放油加热，待油均匀热透后，倒入藿香蛋液，翻炒至两面金黄（也可煎成蛋饼）。这道菜可日常食用，有健脾行气的作用。

藿香粥

 材料 藿香 20 克，粳米 100 克。

 做法 藿香洗净后先煮水，滤渣，锅中放米，加入藿香水后熬成粥，即可食用。本品适合胃肠不适、腹泻呕吐时服用。

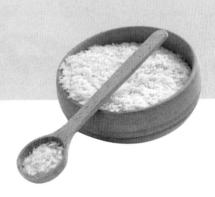

陈皮

『疗妒汤』戏说本草，理气开胃最适宜

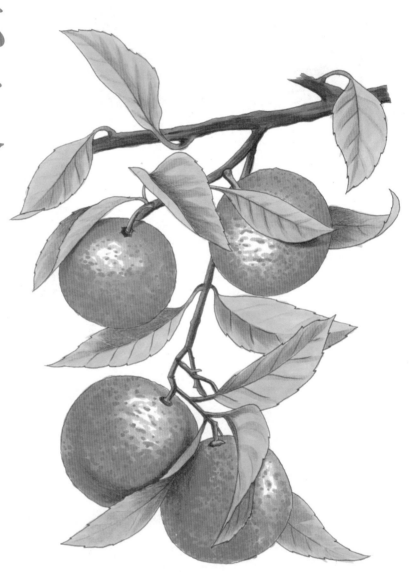

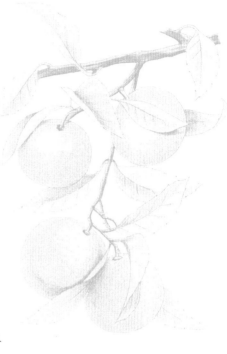

在《红楼梦》第八十回中曾经出现过一个很有趣的药方，这一章中主人公宝玉在庙里遇见了一位王道士，这王道士善于制作膏药，外号叫做"王一帖"。宝玉和他闲聊的时候，便开玩笑问他有没有什么膏药贴了是可以治疗"嫉妒"的。王一帖说，这贴妒的膏药倒没有，但有一种汤药，或者可医，只是慢些儿，不能立刻见效。宝玉便问是个什么方，王一帖说叫疗妒汤。用极好的秋梨1个，2钱冰糖，1钱陈皮，水3碗，共煮，梨熟为度。每日清晨吃这1个梨，吃来吃去就好了。

宝玉说："这药方所用的材料也不贵，只怕未必见效。"王道士便答道："一剂不效，吃十剂；今日不效，明日再吃；今年不效，明年再吃。横竖这三味药，都是润肺开胃不伤人，甜丝丝的，又止咳嗽，又好吃。吃过一百岁，人横竖是要死的，死了还妒什么！那时就见效了。"这油滑的王道士显然是个老江湖，但他说"疗妒汤"可以"润肺开胃"倒是没错的。秋梨可以润肺，陈皮亦可开胃，而嫉妒之人容易气滞，用陈皮理气化滞倒也有几分相宜。

细解本草

古籍中称陈皮性温，味辛、苦。陈皮与橘皮不同，橘皮是新鲜水果柑橘、橘子的果皮，包括橘络、橘红、橘白等多个组成部位。陈皮是由橘皮经过一系列炮制、加工，最后干燥处理而成的干性果皮，因其皮干燥后可放置陈久，故称陈皮。吃过橘子的人都知道，橘子内部的白络很多，就像是皮肤肌肉里的筋膜一样，而橘皮表面有很明显的"孔"，就像人的毛孔一样。从中医的角度看来，人体之气的运行有"升降出入"数种变化，其中气的"出入"都要直接通过皮肤上的毛窍，是气机运行中非常重要的一环。古籍中说橘子"筋膜似络脉，皮形似肌肉，棕眼如毛孔"，因此，陈皮"乃从脾胃大络外出于肌肉毛孔之药也"，意思是陈皮能够把脾胃中郁滞的气透过筋膜向外输送，再通过皮肤的毛孔外散，以达到理气化滞的效果。

脾胃是气机升降的中心，当脾胃气行不畅的时候，就像是一个十字路口的车流壅塞，需要从各个分支去疏散分流。皮肤的毛孔虽小，但数量多面积大，就像无数条小路一样，汇集起来也能分散很多"车流"。再加上橘子中又有许多脉络从果肉通向果皮，就像直达路口的通道一样。因此，当"胃气不降"的时候，便如同过量车流堆积在下行的路口上，而陈皮能从脾胃直通皮肤，把一部分气通过毛窍"分流"掉，这样下行的通路就会变得顺畅了，便能达到"降胃下气"的效果。

本草功效

在具体的应用中，陈皮具有很好的理气开胃作用，常用于食欲不振人群。两广地区的人很喜欢"煲汤"，尤其是在"煲"一些补品的时候，经常会放点陈皮。这是因为大补之品往往过于滋腻，就像往"十字路口"注入了一大股车流，导致脾胃不能运化而出现食积、虚不受补、消化不良等情况，这时候配上陈皮理气消滞，便很好地解决了这个问题。另外，中医也常说陈皮可以"化痰湿"，这同样也是利用它开胃理气的作用，脾胃运动开了，痰湿自然就化了。现在人常常久坐不动，饮食又比较油腻，导致肠肥肚满，容易气滞生湿，因此很多懂点养生的人会在饭后吃上陈皮，说可以"消食减肥"，其实就是用陈皮帮助脾胃运化，以化掉多余的痰湿。

活用本草

陈皮比较适用于经常胃胀、腹胀、痰湿重的人群，同时，食欲不振的人群也可服用少许。但对于热性体质人群，如喜冷食、胃痛拒按、舌苔黄厚腻者不适合；还有咽喉干涩、烦躁、怕热的阴虚体质也不适合。陈皮虽有化痰作用，但多用于寒性或痰湿咳嗽，如果是热性咳嗽，伴见咳黄黏痰、口苦、口干、口臭的人群同样也不适合。

陈皮粥

材料 陈皮 10 克，小米 100 克，龙眼肉 10 克，冰糖适量。

做法 将陈皮洗净，与小米、龙眼肉一同放入锅中，加适量清水，大火煮沸后转为小火。粥熟去陈皮，加糖调味即可。本品可健脾养心、益气化痰，适用于平素易生痰、咳喘而怕风、体虚的人群。

疗妒汤（出自《红楼梦》）

材料 鸭梨 1 个（绿皮白肉者佳），冰糖 10 克，陈皮 3 克。

做法 鸭梨去皮、去核，与陈皮、冰糖及少量水一同置碗内，隔水炖，待梨熟时服用。方名虽为"疗妒汤"，但此汤适用于轻度气滞、燥热之证，多见口干咽燥、干咳少痰或痰中夹有血丝等干燥之证。

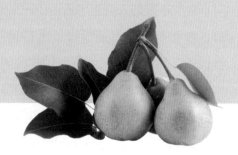

佛手

本草版天然香薰，『闻香』即醒脾

佛手，以其形而命名，其果实如手状。很早以前，一座高山之下住着母子两人，母亲年老多病，终日双手抱胸，觉得胸腹部胀闷不舒。儿子非常孝顺，为了母亲四处求医。一夜，他梦见一位美丽姑娘，赐给他一只犹如仙女玉手样的果子，母亲闻了果子的香气后就痊愈了。孝子醒来后认为这是上天给他的指引，于是决心找到这种果子。他翻山越岭数日，筋疲力尽，正坐在岩石上小歇，忽听一只青蛙叫着说："金华山上有金果，金果能救你老母，明晚子时山门口，大好时机莫错过。"孝子次日晚上便依言在金华山门口等待，子时一到，只见金花遍地，金果满枝，金光耀眼，梦中姑娘飘然而来，说道："孝子感人，今送你天橘一只，可治好你母亲的病。"孝子感谢，并恳求仙女赐下一棵天橘苗。姑娘应允，孝子便带着果子和小苗回家，母亲闻了果然病愈。孝子辛勤栽培这种"天橘"，传遍山村，令村民们受益无穷。乡亲们认为那位仙女是救世观音，天橘是观音玉手，故称此果为"佛手"。

细解本草

从这个故事可以看出，母亲病愈，关键在一个"闻"字，佛手之效，关键在一个"香"字。香气无形上飘，能够带动脾胃之气上行，中医称这一过程为"清阳上奉"。人在胃口不好的时候，总想吃点"香口"的东西，原因就在于此。佛手所具有的正是这样一股清香，因此常常闻佛手的香气，对于开胃醒脾有一定帮助。香气也能够带动人体气机的运转，在情绪低落或困倦想打瞌睡的时候，芬芳或辛辣的气味有提神的作用，因为它可以引导人体的气向外"流动"。佛手的果皮厚而果肉少，不易腐烂而香味又持久，因此古代的贵族常常把它作为天然香薰来使用，既可提神行气，又可给房间营造一种自然的水果香氛。

本草功效

　　《本草征要》中说佛手"味辛苦酸、性温"，能"行气开郁、豁痰祛恶"。其中行气是第一功效，对于气机不畅引起的胸闷，嗳气，胃胀，腹胀等都有很好的效果。民间有句话叫"气得吃不下饭"，其实这也是一种常见的现象。有些人在暴怒过后，就会出现毫无胃口的情况，勉强进食的话还会伴有腹胀，中医称之为"肝郁克脾"。五脏中的"肝"与发怒等情绪密切相关，在生闷气的情况下，肝气郁结，人体的气就走得不"舒畅"；而脾胃的运化本身就是一种气的升降运行，很容易受到肝气郁结的影响，因此心里生闷气的人胃口常常不好，也容易出现胸闷胀、嗳气等情况。佛手香气清新，闻之令人神清气爽、心情转佳，同时味道辛中有苦，有助于调节脾胃升降，因此，常用于治疗肝气不舒导致的各种消化不良，有些地方还会用新鲜佛手泡水做成消食茶。

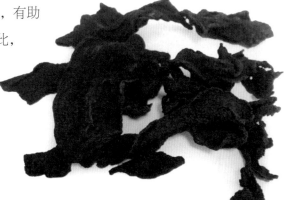

活用本草

对于难以获取新鲜佛手的人，推荐佛手蜜饯。潮汕凉果"三宝"之一，俗称"老香黄"的腌制果品其实就是用佛手做的。虽然它的香气没有那么浓郁，但其行气之功尚存，而且蜜制过后，甘能补脾，对于患有肝郁脾虚证的人有长期调理的作用，颇类似于中药"逍遥丸"，潮汕人常常用它来开胃解郁。

佛手茶

 材料 新鲜佛手 15 克，陈皮 5 克。

 做法 佛手切丝，与陈皮一同放入砂锅，加入适量清水，大火煮沸后转文火煮 10 分钟。去渣留汁，当茶饮。

佛手蜜饯（潮汕"老香黄"）

 材料 新鲜佛手 250 克，蜂蜜 100 克。

 做法 佛手洗净后擦干、去蒂、切丝，放入蜂蜜中，封好罐口；浸泡 1 周后可食用。可取适量用温水冲服，也可当蜜饯直接食用。"老香黄"虽然也是佛手蜜饯的一种，但腌制过程非常复杂，建议直接购买。

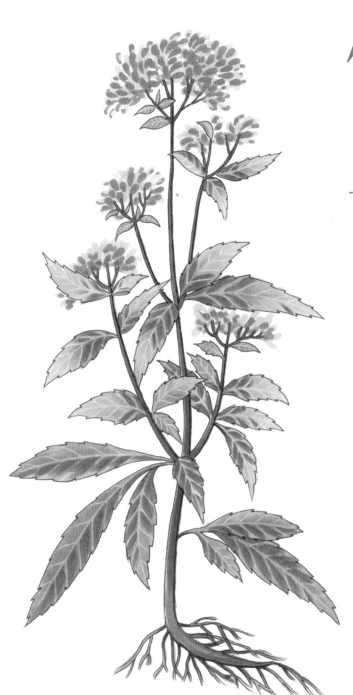

佩兰

芳香正气，
除邪辟秽

《神农本草经百种录》中记载："香者，气之正，正气盛则除邪辟秽也。"古人认为，芳香植物的香气属于清正之气，能起到助长阳气，驱邪辟秽的功效。这类本草中的代表本草是佩兰。《诗经》称佩兰为"蕳""兰"，意味着它带有一股兰花的清香之气，再加上古时女子、儿童常喜欢佩戴，便得名"佩兰"。江南一带的人们家园中喜种佩兰，夏天采摘置于发中，可去除头发的汗臭味（辟秽），亦可煎汤洗浴。

细解本草

在中医经典古籍《素问·奇病论》中有这样的记载："有病口甘者，病名为何？岐伯曰：此五气之溢，名曰脾瘅。夫五味入口，藏于胃，脾为之行其精气，津液在脾，故令人口甘也，此肥美之所发也，此人必数食甘美而多肥也……治之以兰，除陈气也。"这里描述了一种症状，就是口甜，并且解释了出现口甜的原因，就是吃得太好了，"数食甘美而多肥"，祖先在先秦两汉时期便意识到了这个问题，在当今时代，这样的肥甘厚味饮食同样不提倡。那么口甜怎么治呢？这就需要"治之以兰，除陈气也"，这里说的便是佩兰，可以化湿醒脾，可以代谢掉身体多余的湿气。不仅仅是口甜，对于湿气阻滞中焦出现的口臭、口黏同样可以使用佩兰。

水流湿、火就燥，湿邪为水邪的初起状态，虽然不像水邪为患导致的水肿等症表现那么明显，但是湿邪困阻体内也不容小视。湿邪趋下，很容易沉在人体下部，所以感受湿邪的人经常双脚发沉，甚至整个人很沉重。另外湿邪所致的症状往往缠绵难愈，很难清除，这是因为感受湿邪的人群往往脾胃虚弱，脾虚生湿，吃了冷饮、海鲜等寒凉食物，或是淋雨、涉水后，都容易生湿。所以祛除湿邪，健脾是第一位。佩兰芳香化湿而有健脾的功效，所以是一味治湿良药。湿性黏腻重浊，岭南地区多湿，很多外感疾病都与湿有一定的相关性，所以，在一些预防流感的香囊中，也会加入佩兰等芳香祛湿之品。

本草功效

有医家认为，佩兰便是《神农本草经》中所说的"兰草"，有如下记载："兰草，味辛，平。主利水道；杀蛊毒，辟不祥。久服益气，轻身，不老，通神明……"其中"利水道"指的是化水湿，佩兰是一味很好的化湿药材；所谓"辟不祥"，指的是佩兰芳香，可以辟秽，古代多用芳香之物以祛病邪及鬼妖之物。《楚辞·离骚》言："纷秋兰以为佩。"佩兰味辛性平，具有解暑化湿、辟秽和中的功效，主治感受暑湿、寒热头痛、湿浊内蕴、脘痞不饥、恶心呕吐、口中甜腻等症。细细分析，佩兰所治的症状表现正是湿邪困阻人体的表现。同时，佩兰也叫"省头草"，将其置于枕芯内可以起到芳香行散、开窍提神的作用，有助于治疗鼻塞、神经性头痛、感冒性头痛等由湿邪导致的病证。

活用本草

佩兰双花茶

 材料 佩兰 5 克，鲜鸡蛋花 10 克，干木棉花 2～3 朵，炒扁豆 30 克，冰糖若干。

 做法 砂锅内加入适量清水，大火煮沸。放入佩兰、干木棉花、鲜鸡蛋花和炒扁豆，转小火再煲 30 分钟，加入少许冰糖调味，即可饮用。对于潮湿气候下出现的身体倦怠、沉重及头胀、头痛诸症适宜。

驱蚊香囊

 材料 佩兰、金银花、百部、艾叶、薄荷、葫芦巴、木香及菖蒲各适量。

 做法 将本草碾为细末后装小布袋，外面再包以丝绢即得。挂于床旁或放置枕边，使其香味充分播散，两个月左右换 1 次。可起到驱蚊效果。

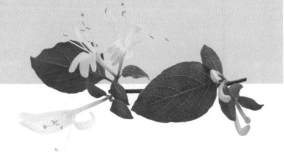

预防流感香囊

材料 佩兰、艾叶、紫苏叶、丁香、藿香、白芷及石菖蒲各适量。

做法 将以上材料碾为细末后装小布袋，外面再包以丝绢即得。每日嗅闻香囊数十次，香囊内的中药味会持续 2 个月左右，之后需要更换新香囊，以保持药效达到最佳的预防效果。香囊可挂于胸前，放在衣兜，晚上睡觉可置于枕边。还可以放在车里、家里、办公室等，能长久散发芳香气息，对流感具有一定的预防和辅助治疗作用。

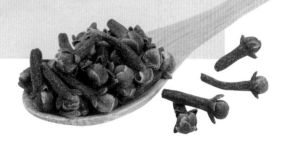

夏枯草

过了夏天便见不着的本草，
凉茶配方里少不了它

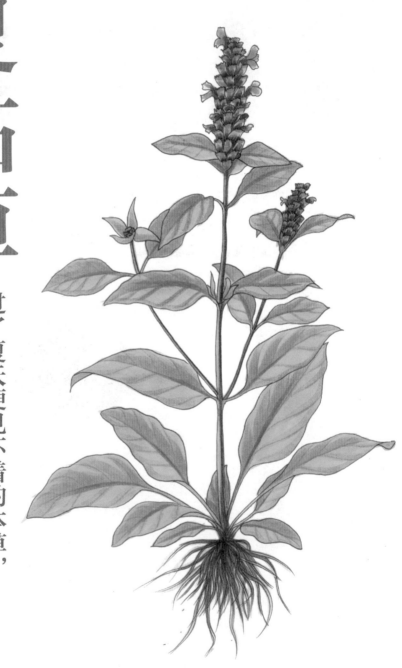

在南方提起"夏枯草"，人们都不陌生，这味本草不仅在乡间随处可见，还是配制广东"凉茶"的一味常用原料，大名鼎鼎的"王老吉"凉茶也将它作为重要原料之一。传说当年有位秀才的母亲得了一种"大脖子病"，脖子上长了好多肿块。幸运的是这年夏初乡里来了一位走南闯北的郎中，他带着秀才上山采来一种开紫色花穗的草药，秀才的母亲服用一段时间后便好了。后来，当地县太爷的母亲也得了类似的病，秀才便自告奋勇带人上山采药，然而时值夏末，山上怎么也找不到之前那种草药。等郎中再次路过此地时，秀才向他请教，才知道这种草"入夏即枯"，过了夏至便见不到了。

细解本草

《神农本草经疏》中说夏枯草"味苦、辛，性寒，无毒"，这味本草为人所津津乐道的是它生长时点的特殊性。据说夏枯草每年冬至时节发芽，逢夏至便自动枯死，由此得名"夏枯草"。一年中四季的更替，本质上是阴阳的变化：冬至时白昼开始延长，这是"阳分"开始增加的特征，到春分时"阴阳"会变得均等，而到夏至那天，白昼会转而"由长变短"，相应的黑夜会开始延长，这时候"阴分"就开始增加了。这种变化不像气温的变化那么明显，但有些"敏感"的本草却能够捕捉到，如夏枯草便是一例。它会随着白昼的延长而蓬勃生长，在昼长"由盛转衰"时便随之枯萎，与阴阳的变化非常"同步"。这意味着它善于在阳热到达顶点时"见好就收"，因此古人常用它来治疗各种热邪过于"亢盛"的情况，有清热降热的功效。

本草功效

开篇故事中提到的那种"大脖子病"和现代的甲状腺肿大有些关系，夏枯草能治"大脖子病"显示其具有散结消肿之功效。除了治疗因"热"而凝结成的体表包块外，夏枯草对于各种上冲的"火邪"都有作用。例如熬夜上火后出现眼睛疼痛，这种疼痛如果是到晚上就特别厉害的话，那用夏枯草煮水喝再合适不过。夜晚是人体阳气应该"内收"休养的时候，就像太阳要下落一样，然而"上火"的时候阳气便"下不了班"，到了晚上还在一个劲地往上顶，因此会特别难受。这时候用上一些黄连之类的苦寒本草也能有些疗效，但不如专门处理这种"亢进分子"的夏枯草，它最善于在阳气达到顶点的时候把它"收下去"，使它化为阴分，清热之中兼有"化阴"的作用。岭南地区的居民中不乏阴虚火盛体质之人，而夏枯草能化解多余的阳热，使它化生为阴分，正好切合了岭南地域的需要，难怪夏枯草会成为"凉茶"的重要原料了。

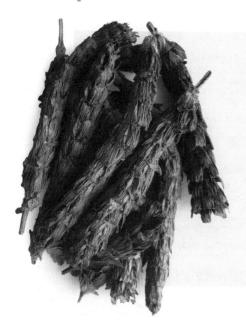

活用本草

一般来说，凉茶用料的性质相对平和，但夏枯草毕竟是寒性的本草，体质虚寒或脾胃弱、易腹泻的人是不宜饮用的。

"夏桑菊"凉茶饮

 材料　夏枯草 10 克，桑叶 10 克，杭白菊 15 克，罗汉果半个到 1 个，红糖少许。

 做法　上述材料洗净，罗汉果敲开成小块，锅中加水后先泡 15 分钟（水量没过所有材料），大火煮开转小火煎煮 20 分钟，关火前可加入少许红糖调味。凉茶中的罗汉果本身已有甜味，但喜甜者可适当加入红糖增加甜度。如需加强清热力度者可改用野菊花代替杭白菊，但苦味会更重一点。市面上也有夏桑菊的中成药颗粒剂售卖，但原料稍有不同，对于各种风热感冒或是轻微的"上火"，伴见眼睛肿痛发红、口干、口苦、咽痛、舌红等症有一定作用。

夏枯草海带汤

 材料　夏枯草 15～20 克，干海带 100 克，排骨 400克，生姜数片，盐适量。

 做法　夏枯草洗净，干海带先泡发，如选用新鲜海带可直接切小段或剪段打小结备用，也可切丝；排骨斩小段，洗净，先放入锅中，加生姜和水煮开后先焯一遍，然后将夏枯草装入汤料袋中，与海带一同放入，大火煮开后转小火煮 30 分钟，关火前加盐调味即可。夏日饮用此品可以清热泻火，对于一些皮肤热性肿块、伴红肿热痛者可起到食疗效果。

夏枯草煲羊肉

 材料 夏枯草20克，羊肉300克，生姜数片，蜜枣4个。

 做法 羊肉洗净后切小块，和生姜一同放入砂锅中，先炖煮2小时，然后加入蜜枣和装入汤料袋的夏枯草，再炖半小时，即可食用。羊肉是温热之物，一般冬天进补食用时多与当归、黄芪、生姜、花椒等搭配，但素体燥热者食多易"上火"。这份菜谱则是用性稍寒的夏枯草搭配，补而不燥，适合体质较为强健者食用。

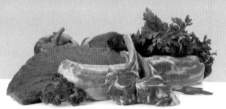

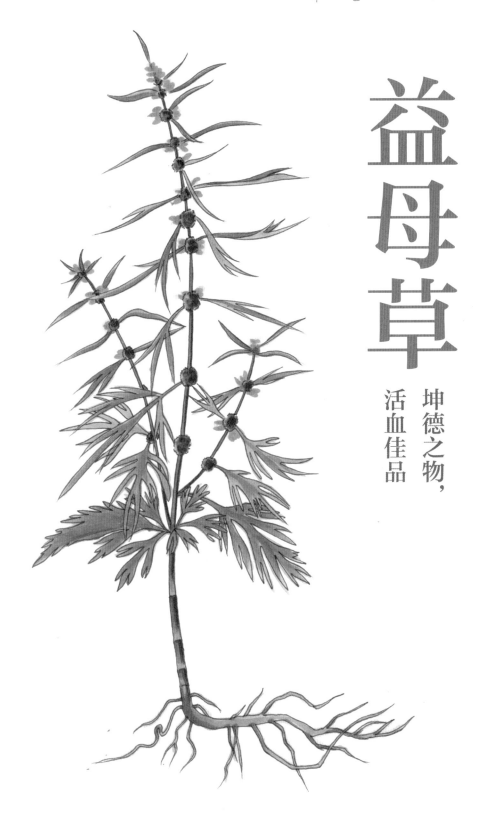

益母草

坤德之物，活血佳品

　　益母草作为一种药材已经遍及大江南北，很多人不知道的是，它的新鲜嫩叶也可作为一种美味的野菜食用。在广东省潮汕地区，家中有女孩儿月经不通的话，家长会到市场上或菜地里找来鲜嫩的益母草叶，配上猪肝或猪血煮一碗清汤，有通经祛瘀的作用。益母草的名字来源也有段故事，传说古代有位女子叫秀娘，一天她在家门前遇见一只被猎人追赶的黄麂。当时秀娘正好身怀六甲，穿着非常宽大的裙袍，她怜悯这只受伤的黄麂，就把它藏在衣袍底下，躲过了猎人并放生。后来秀娘产后瘀血不净，家人十分担忧，这只有灵性的黄麂衔来一株开紫花的野草，把它放在秀娘家门口。家人照着找了一些，采下茎叶给秀娘煮水服用，病很快就好了。后来村子里的其他人也仿效着做，这味草药便被流传开来了。因这味本草对做了母亲的女性很有用，人们就给它起名叫"益母草"。

细解本草

　　据《雷公炮制药性解》《玉楸药解》中记载，益母草性味甘，微寒，无毒，入诸阴经，有行血养血、破瘀通脉之功效。益母草本身是一种个头不高的小草，茎秆细长而有分节，看起来很不起眼。但它在开花结子的时候有个非常显著的特点：别的野菜开花都是开在枝头顶端的，益母草偏偏开在枝节的节眼上。本草古籍认为，"节"代表的是阴阳交通的节点，益母草偏好在"关节"处"搞花样"，说明它善于"打通关节"，有沟通"阴阳"的效果。女性月经期前血分充盈，就像水库里面盛满了水一样，这时候用上益母草"通节眼"的功效，就像把"水眼"打开了，有利于经血的排出。在经后，总有一点点瘀留的"库存水"还没放干净，因此有些女性容易出现经后淋漓不尽，表现为仅排出少许暗褐色血丝，但总排不干净，而益母草的作用就是促进剩余"残血"的排出，结束这一次的月经期。

本草功效

益母草虽然叫"益母"，其实男女都可以用，对于上班一族尤为适合。因为上班一族，工作节奏快，压力大，又长期久坐，导致气机郁结，血脉不畅，就好像本来宽敞的马路，既被瘀泥堵塞，汽车又是超重前行。中医补土流派对于此类情况的治疗思路是恢复气机正常的运行通路，而益母草有"通行道路"的作用，能排瘀血，缓解气机郁滞，血脉不畅的情况。益母草不仅能"通经"，对于经期容易出现眼睑浮肿，或是久坐后容易四肢轻度肿胀的，也有一定的帮助。

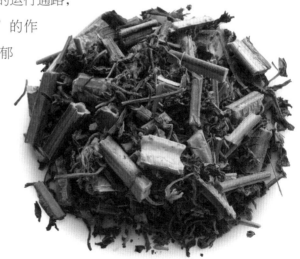

活用本草

　　益母草一般配着养血之品一起烹调，例如猪肝、猪血、猪肉等。但对于体质偏寒的患者，不宜单用益母草，就如路上结冰，益母草难以化冰，需要用偏温的食材先化冰后，再用益母草去通畅道路，所以对于体质偏寒的患者，可用生姜、当归、乌鸡、枸杞子、川芎、艾叶等作为搭配。益母草虽好，但是毕竟以通为主，不是补品，妊娠或月经过多者最好不要用。

三及第益母草汤

材料　新鲜益母草约 120 克，猪肉、猪肝、猪小肠适量，盐、鸡粉、糖、猪油、蒜头适量，客家娘酒 2～3汤勺。

做法　选用新鲜的益母草，去头根部，洗净后备用，把猪肉、猪肝、猪小肠洗干净后，猪肉及猪肝切片，猪小肠切成小段（越短越好），用盐、鸡粉、糖、少许客家娘酒腌制 5～15 分钟；锅里烧开水（用高汤更好），放入益母草煮 5 分钟，捞出残渣装入大碗；腌制好的猪肉、猪肝、猪小肠放入锅中煮 15分钟，汤与肉均倒入大碗；平底锅放少许油，油烧至七成熟时放入蒜头粒，炒至香味出来，加入汤中。

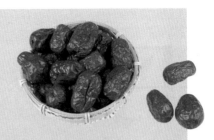

益母草大枣鸡蛋汤

 材料 鸡蛋 2 个，益母草 30 克，大枣 10 枚，红糖 15 克。

 做法 大枣、益母草洗干净后清水浸泡 15 分钟，鸡蛋冷水下锅，水烧开后煮 5 分钟，捞出去壳备用，益母草装入料包，和鸡蛋、大枣一起下锅加清水炖煮，水烧开后转小火煮 30 分钟，捞出药包，放入红糖融化即可。

上述两个汤剂对于血虚血瘀女性颇为适合，因为具有通补兼施的效果，既能活血化瘀通经，又能补益肝血。

丹参

海外寻回一棵『参』，女孩痛经小秘方

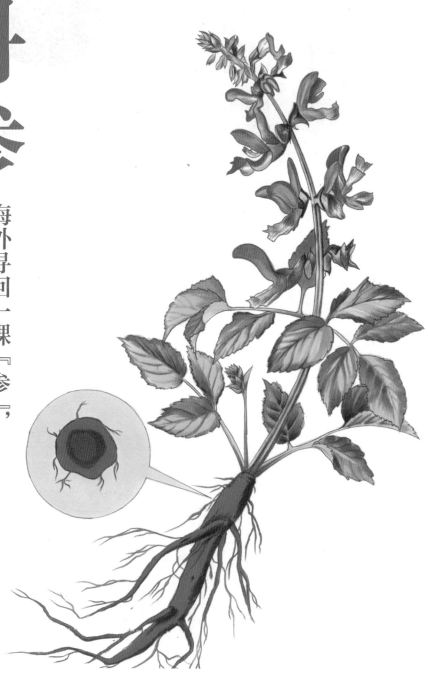

　　凡是关于本草的传说，似乎都免不了"孝子救母"这样一种套路，丹参也不例外。据说以前东海边有个叫阿明的小伙子，水性非常好，也善于打渔。他的父亲早逝，母亲生下他后得了产后瘀血病，时常腹痛不已。有一年母亲的病又加重了，阿明很着急。这时有个老和尚告诉他，海外有一种药可以治其母亲的病，指点他乘船出去找。阿明说："我是很愿意去，但我又不懂药，怎么分辨这种草药呢？"老和尚说这好办，你先找到一种开紫花的草，再把根挖出来看看是不是紫的，如果也是，那就肯定没错了。于是，阿明按老和尚说的找到了一个岛，并采回了这种紫花紫根的草药，把根部煮水喝，母亲坚持服用了一段时间就好了。

细解本草

　　《神农本草经》中说丹参"味苦"，多数古籍认为它性"微寒"。如传说中所说，丹参不仅开紫花，而且长着紫色的根，但本草书中描述得更细致一些，说它的根是"外丹内紫"，意思是丹参的外皮是红色，只是里面的一圈根肉才是紫色的。

　　紫色是一种瘀暗的颜色，常在血流不畅的时候出现，因此有瘀血体质的人嘴唇常常是紫色的。丹参这味本草，根是紫的，开的花也是紫的，按理来说应该也是个"瘀血体质"，但这味本草长得却很好，反而说明它本身有活血化瘀的功效。尤其是它的根，内部虽然发紫，长出来的外皮却是鲜亮的红色，就像血块化开后新鲜血液流动的颜色，因此本草古籍中称它能治"心腹邪气，寒热积聚"，善于活血化瘀。

本草功效

　　除了传说，"复方丹参滴丸"也给丹参这味本草带来了一定名气，以至于多数人以为这是一味治疗心血管病的专用药。其实丹参的应用很广泛，中医有"丹参一味，功同四物"的说法，这"四物"指的是当归、川芎、芍药、地黄四味本草，四者组合起来就是补血名方"四物汤"。丹参既有一定的补血功效，又能活血，医家见它能补又能通，因此觉得它很"全能"，能以一顶四，这当然是一种稍显夸张的说法。

　　女子产后常多虚多瘀，因此传说中丹参善于治疗产后腹痛确实有一定依据，现代也常用它治疗月经不调。尤其是女生经期易伴有痛经，血块较多，经来不畅时痛经明显，而月经量中等偏少的，可以在月经来前及痛经时用丹参泡水或煮水喝。这个小偏方对于经期前容易长"青春痘"的情况也有一定治疗效果。因为丹参药性稍凉，对于体质偏虚寒者可以配合姜茶一起饮用，如果是体质壮实而易有口臭、便秘，经血及舌象都偏红的，单独饮用即可。痛经的原因比较复杂，如果是长期反复、剧烈的痛经，单靠茶饮是解决不了的，还需要就医调理。

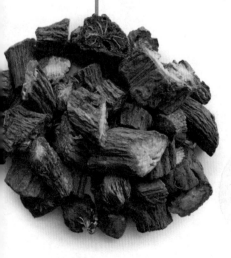

活用本草

丹参姜茶

 材料 丹参 10 克，生姜 5~7 片，红糖适量。

 做法 丹参和生姜放入锅中加水煮开后约 15 分钟，关火后加入红糖调匀，即可饮用。用于经血不畅、痛经而血块偏多、经色暗而量不多者。

丹参乌鸡汤

 材料 丹参 20 克，乌鸡半只到一只，生姜数片，枸杞 5 克。

 做法 乌鸡洗净，斩块，开水焯一遍并撇去浮沫，同生姜一起放入砂锅中，加水煮开后转小火煮 1 小时。再加入丹参、枸杞煮半小时，关火后加盐调味即可食用。适合于经后仍有少许不尽且血色暗明显，经量不多，经期易疲倦乏力者。

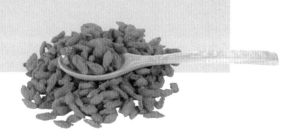

健脾
化湿

千斤拔

力拔山兮气盖世

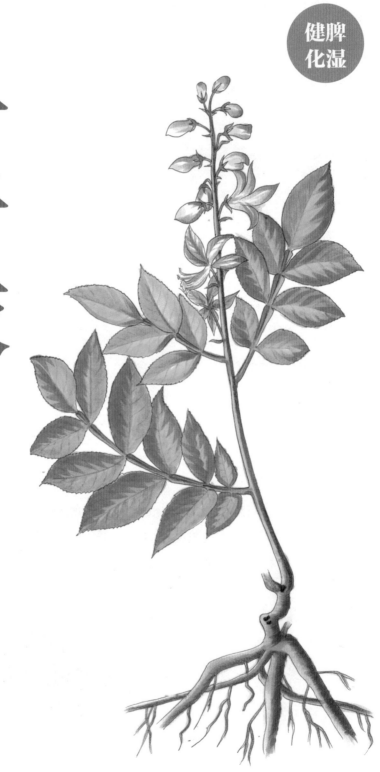

千斤拔，又名"土黄芪""钉地根""一条根""钻地风"，是药食同源的植物，多产于云南、四川、贵州、湖北、湖南、广西、广东、海南、江西、福建和台湾一带，因此药服用后有增强体力的作用，民间将其夸张地比喻为具有力拔千斤的功效，故名为千斤拔。

细解本草

千斤拔一般在3月底4月初播种，此时气温较高，出芽迅速，另外一个生长高峰是入冬前，这个特点让千斤拔具有升阳、壮阳的功能。春天的时候，万物生长，此时阳气上升，千斤拔此时发芽可得春天生长之气。入冬前万物的阳气开始往土地下收藏，此时千斤拔把阳气收回来后，促进了主根的生长。而且男性的生殖器官与千斤拔从外观及生长特点颇为相似，男性生殖器官在中医范畴属于宗筋，阳明旺则宗筋旺，千斤拔可以补益脾胃，又能强壮宗筋，达到升阳、壮阳的效果，故也用于治疗阳痿。千斤拔具有升阳除湿而不温燥的特点，所以对于气虚湿陷的带下效果也极佳。

本草功效

千斤拔在民族医及岭南地区使用广泛，其味甘、淡，性平，归肺、脾、肾经，具有补气血，益脾肾，祛风湿，强筋骨，去瘀积之效，主治腰肌劳损、风湿骨痛、四肢痿软、偏瘫、阳痿、月经不调、带下、气虚足肿。

民间中草药有个特点，本草多以功效命名，千斤拔这个名字非常直白，意思是吃完后具有力拔千斤的效果，此中虽然有夸张的成分，但是证明此药具有很好的补益气血，强壮筋骨的作用。千斤拔的主根生长很有特点，垂直向下生长，入土深，侧根少或无，故又名"钻地风""一条根"。这种生长方式具有稳定中轴的效果，这就好比高楼的地桩，对建筑物和设备的基础下的受力层进行提高其强度和稳定性的强化处理。千斤拔对于人体就是起到地桩作用，稳定中轴，加强中轴线的承受能力。人体的"中轴"不仅仅指我们的脊柱和盆骨，我们的四肢也有中轴，就是中焦脾胃，脾主肌肉，千斤拔可以补益脾胃，所以千斤拔可以治疗四肢痿软、偏瘫等证。

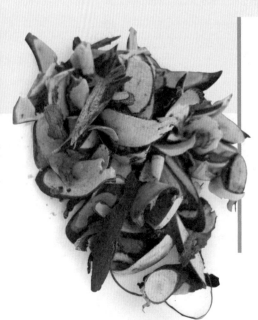

活用本草

千斤拔以根条粗长、断面发白者为最佳，多入汤食用，用量偏大，但不宜长期食用，湿热偏重者及孕妇需要慎用此药。

千斤拔炖牛筋

 材料 千斤拔 150 克，牛筋 250 克，党参 15 克，蜜枣 3 个，盐、姜少许。

 做法 先将牛筋洗干净，切小块；砂锅中放入所有材料，加水超过材料两个指节，大火烧开水 15 分钟，转小火慢炖 1 个小时以上，加盐调味即可。

千斤拔煲鸡脚

 材料 鸡脚 5~6 只，猪脊骨 150 克，千斤拔 100 克，枸杞 5 克，蜜枣 3 个，生姜 5 片，盐少许。

 做法 鸡脚剪去指甲洗净，猪脊骨切块洗净，两者同时焯水备用；将除枸杞以外的所有材料放入砂锅中，加水没过材料，大火煮开后，慢火炖 1.5 小时，最后半小时放入枸杞，继续慢火煮 0.5 小时，盐调味即可。

千斤拔牛骨汤

 材料 牛骨 500 克，千斤拔 50 克，蜜枣 3 个，生姜 5 片，盐少许。

 做法 千斤拔洗净；鲜牛骨洗净，飞水备用；将所有材料放入砂锅中，加水没过材料，大火煮开后，慢火炖 3 小时，盐调味即可。

以上 3 种药膳均具有舒筋活络、强健筋骨的作用，适合腰肌劳损、腰腿痛等腰及下肢痹痛者。

稻芽

甘甜的大米可充饥，
发芽的大米可消食

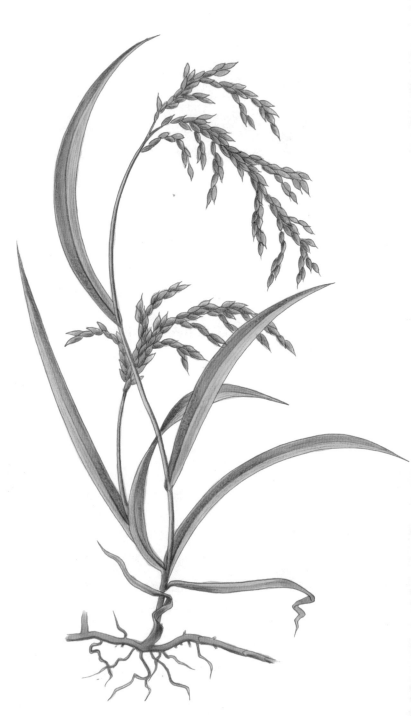

所谓稻芽，其实就是将收采下来的稻谷浸泡后使其发芽，当根长到大约1厘米时再烘干而成。稻米其实就是日常吃的大米，是我们中华民族最为熟悉的主食，《神农本草经疏》中记载，稻米甘甜补脾，有"止泄利，缩小便，收自汗"等作用。平素有人拉肚子的时候，家里的老人总会熬上香甜、黏稠的白粥喝，吃上几餐后腹泻一般都能缓解。这其实就是借助了稻米补脾止泻的力量，所以老百姓们常说的"白粥养胃"其实还是有一定道理的。反之，如果吃米饭吃撑了，就需要借助另一种力量来消食，这就是稻芽。

细解本草

稻芽又叫谷芽，《本草经解》中记载："味苦，性温"。名医陈修园在评价这味本草时曾经说过："凡物逢春萌芽而渐生长，今取干谷透发其芽，更能达木气以制化脾土，故能消导米谷积滞。"中医认为，植物的芽代表的是一种生发的力量，就像春天一样充满生机。投射到人体上，这种力量能够带动脾胃的运化，如同万物发芽能破开土壤一样，稻芽也能够破开脾胃中的积滞，带动脾气的运行，因此便有开胃消食的作用。

本草功效

稻芽因为来源于大米，本身最善于化米食类的积滞。它的药效温和，因此小孩子的食积治疗中常用，肠胃较弱又伴积滞的老人也不妨一试。此外，稻芽常和其他几种功效互补的消食药搭配，例如与稻芽最为接近的麦芽，它更善于化面食积滞，而山楂和砂仁则善于治疗肉食积滞，这两种也常作为肉类烹调的佐料。如果是因为吃了水果食积的，吃青皮、肉桂消食更为适宜，有些水果沙拉里也会加上肉桂粉调味。

总之，消食虽然看似小事，里头的诀窍不少，"补土派"名医李东垣便很重视对食积的治疗，他说"内伤饮食，付药者，受药者，皆以为琐末细事"，其实选对正确的消食药很重要。因为"饮食一伤，若消导药的对其所伤之物，则胃气愈旺……气血周流，则百病不能侵"，现代因为饮食丰富，食积伤脾胃的情况非常常见，因此，学会根据食积情况挑选消食药，也可以说是一项非常实用的小技能。

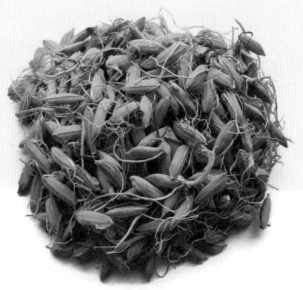

活用本草

稻芽茶

材料 稻芽 15 克，麦芽 15 克，山楂 5 克，黑糖适量。

做法 上述材料可在药店中买到干品，将麦芽、稻芽、山楂放入汤料袋中，加水煮开后煮 15 分钟左右，能闻到麦香气时关火，加入少许黑糖拌匀调味。几种材料加在一起可以消米面肉类的积滞，也有开胃的作用，可以给爱吃零食不吃正餐的小孩子作为开胃茶饮用（注意糖的分量不要太多）。

稻芽猪肚汤

材料 炒稻芽 30 克，猪肚 1 个，生姜数片，红枣 3～4 个，精盐、粗盐、淀粉适量。

做法 猪肚在清水中反复两面搓洗，可以用粗盐和淀粉分别搓洗以去杂质；然后将炒稻芽装入汤料袋，塞进猪肚中，猪肚的两头用棉线扎好，放入锅中加水和姜片，烧开后小火炖煮两小时（用高压锅可以缩短炖煮时间）。然后，取出猪肚打开，将汤料袋取出扔掉，猪肚切片，再放入原汤中，加入红枣继续炖煮约 5～10 分钟，加盐调味后即可食用。猪肚本身即能养胃，再加炒稻芽能开胃，适合脾胃较差，胃口不开的人食用。

白术

又能止泻又能通便，『双向调节』需妙用

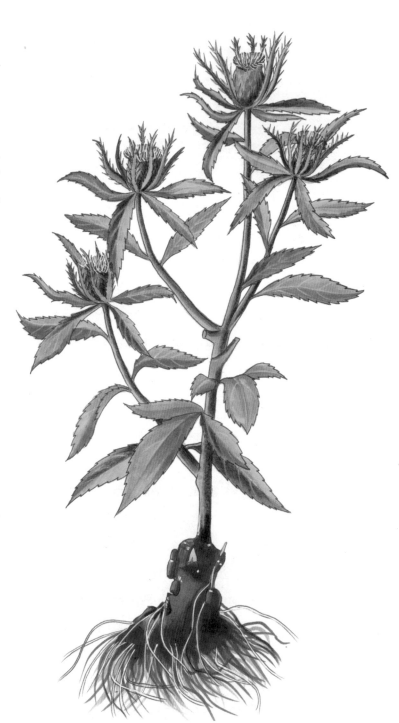

白术是常用中药，俗有"北参南术""十方九术"之说，意思是北方最出名的本草是人参，在南方则是白术，能与人参齐名，可见白术使用之广泛。明代著名学者邵宝曾做一首七绝《以蜜术饷南沙》："医家白术重天台，郡守曾将蜜浸来。嚼罢不知香满室，桃花流水梦瑶台。""天台"是浙江省的白术产地，作者邵宝曾在那一带为官，诗句中描述的便是将当地盛产的白术切片后浸泡上蜂蜜，白术本来就是香喷喷的，泡上蜂蜜后口感更好，诗人都可以拿它当零食嚼。在清代宫廷的补益方中，白术也占有重要的位置，据说慈禧太后常服的补益方中，白术的使用频率仅次于茯苓。

细解本草

《日华子本草辑注》中记载白术："止反胃，利小便，主五劳七伤，补腰膝，长肌肉，治冷气，痃癖气块，妇人冷癥瘕，消痰，止翻胃及筋骨软弱，除烦长肌，呕逆。"白术味甘、苦、辛，性温，归脾、胃经。明代医家李中梓在其著作《本草通玄》中描述白术"补脾胃之药，更无出其右者"，古代以右为上，"无出其右"，意为没有能超过它的。白术这味本草入药用的是它的根部，而其植物自身开花于夏初，且在三伏天最为潮湿难耐的时候结实，是一名很能抵抗湿邪的"有为青年"。其药材本身带着3种味道，甘可以补脾，而辛味和苦味的作用方向正好是相反的，一个升一个降，正好能带动脾胃的湿气向两个不同的方向分散，因此中医也把白术视为健脾化湿的首选药物。

本草功效

　　在具体的应用中，白术常常用于治疗关节肢体的酸麻疼痛，如清代名医陈修园在《医学实在易》中记载："白术能利腰脐之死血，凡腰痛诸药罔效者，用白术两许少佐他药，一服如神。"这是因为白术善于化脾湿，"脾主肌肉"，脾胃间的湿气最容易在肌肉中停留，以至于造成躯体的不适。当然很多关节疼痛是因为受寒引起的，这种情况下白术的作用不大，但要是因为受"湿"而引起关节疼，白术就很合适了。热卖的畅销书《思考中医》中就讲过这样一个案例，一个病人因湿重导致足跟痛，于是便每天坚持用白术煮水泡脚，最后疼痛竟然消失了，由此其止痛除湿效果可见一斑。

　　白术还有另外一个鲜为人知的作用——通便。很多人都知道白术健脾化湿，因此湿气重大便不成形的时候，很自然便会想到吃点白术，其实"脾虚湿阻"也能导致便秘。一般来说，肠道要有足够的津液濡润，粪便才不会变得干结难解，在过于燥热的情况下容易发生便秘，是因为津液被热邪耗干了。在脾虚湿重且湿邪又堆积在体表的情况下，肠道也会处于一种"缺水"的状态，同样会出现大便干结。这种情况的便秘就不能用大黄、芒硝、番泻叶等峻猛通便的本草，否则会损伤脾胃的正气，导致便秘更加严重；同时，用喝蜂蜜这种滋阴生津的方法也不太合适，因为体内并不是真正的"缺水"，只是"水"没有流到该去的地方。这时候还是要从脾这个水液的

"运输中枢"入手，通过健脾将水分从肌肉中化开，输送一部分到肠道中，这样问题就解决了。白术恰恰身兼二职，甘温能补脾，辛味和苦味有助于水液流动，但用量往往要大一些才能起到通便效果。脾虚湿盛出现腹泻的时候，是因为水液在脾胃里堆积得太多了，这种情况同样可以用白术把多余的水分输送走。这就是中药的神奇之处，同一种药，可以解决两种看似截然相反的症状，这是因为背后的致病机理是一致的。

活用本草

白术膏

 材料　土炒白术 2000 克，蜂蜜适量。

 做法　取土炒白术 2000 克，切成粗末，加水煮 3 次，分次过滤、去渣，压榨残渣，煎汁合并，用小火煎熬，浓缩至膏状，以不渗纸为度。每 50 克膏汁兑炼蜜 100 克成膏。每服 15 克，一日 2 次，白开水冲服。这里介绍的白术膏出自《古今医鉴》，适用于脾气虚弱、饮食无味、精神短少、四肢无力、肌肉消瘦、大便偏稀者。

白术豆腐

材料

白术 10 克，香菇 3 个，豆腐 1 块，葡萄干 20 克，胡萝卜 1 根，榨菜、芫荽、生姜、橄榄油、食盐适量。

做法

香菇切片，胡萝卜切丝，豆腐切小块。热油炝锅，爆香生姜、香菇及胡萝卜丝，再加入适量清水煮沸，入白术、豆腐、葡萄干小火煮 20 分钟。加入榨菜煮 5 分钟，加食盐调味，撒上芫荽即可。

本品不拘何种体质均可服用。

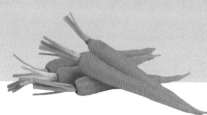

茯苓

化无形为有形，引湿气下行

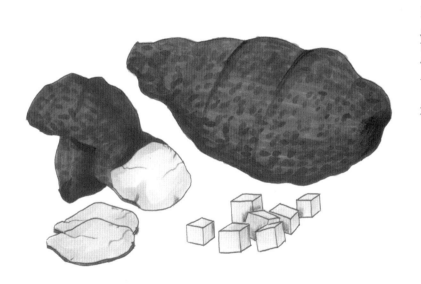

茯苓经常出现在古代文人的诗句中，如西汉《淮南子》"千年之松，下有茯苓"。唐代诗人李商隐有"碧松之下茯苓多"的诗句。因茯苓与青松相伴而生，所以，茯苓自古以来被视为益寿延年之品。魏晋时期，服用茯苓已经成为一种养生风尚，南朝陶弘景辞官隐退后，梁武帝下令每月赐给他"茯苓五斤，白蜜二斤，以供服饵"。宋代诗人苏东坡也喜欢用茯苓养生，在《服茯苓赋》及《东坡杂记》中这样记载："以九蒸胡麻，用去皮茯苓少入白蜜为饼食之，日久气力不衰，百病自去，此乃长生要诀。"

相传，有一次慈禧太后得了病，不思饮食，厨师们绞尽脑汁，选来几味健脾开胃的中药以制作膳食，其中有一种小吃便是以产于云贵一带的茯苓为主料，磨成粉后配上松仁、桃仁、桂花及蜜糖等原料，再用上等淀粉摊烙成外皮，精工细作制成夹心薄饼。慈禧吃后很满意，并常以此饼赏赐宫中大臣。由此，茯苓饼身价倍增，成了当时宫廷中的一道名贵点心，后来传入民间，演变为当地的风味小吃。如今，茯苓饼已经成为人们到北京游玩的必买手信了。

细解本草

为什么茯苓这么受古代贵族的推崇呢？它在《神农本草经》中被列为"上品药"，书中记载它"味甘、淡，性平"，《本经疏证》中说它主治"胸胁逆气，口焦舌干，水肿"，还可以"利小便"。从本草学的角度解释，茯苓是一种长在松树根上的真菌，古人见它无根无叶而发于松根，认为这是树木的清气下行凝聚而成，故有引水湿下行之性；再加上它能化清气为实体，便能将无形的湿气化为有形之物而排出，这也就是书中所说的"利小便"功效。

同时，茯苓的气味都很淡，符合古人的养生理念。《黄帝内经》中记载："阴之所生，本在五味，阴之五宫，伤在五味。"大意是人体虽然需要各种味道的食物去滋养，但饮食过于"重口味"对身体也不好，因此古人选用养生食物时都会偏好于"清粥小菜"。茯苓就是一例，味道淡，吃下去后不会给脾胃造成太大负担，同时又能引导脾胃中的水湿下行，可以说是给脾胃"减负"，因此贵族们常常把它当做一种养生食品。

本草功效

日常生活中，广东的主妇们在夏天家人胃口不好的时候，常常会在汤里加点茯苓，说是可以"健脾化湿"，这和慈禧太后生病时御厨们做"茯苓饼"是同一个道理。夏季炎热时及生病期间的人脾胃功能都差，因此没有胃口，而茯苓的作用在于利水化湿，减少脾胃的"工作量"，以便于其恢复。还有一种情况是部分女性在夜间饮水多后，晨起出现眼皮肿，过了一段时间后又会自然消肿，这是因为体内有水湿不化。晚上阳气内收，没有阳气带动的"水"流动得慢，自然就会在某些疏松低洼的地方停滞下来，当早起活动一段时间后，水就又可以散去。这类情形可试用茯苓调理，通过茯苓的带动将多余的"水分"排出。

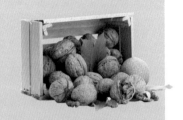

活用本草

茯苓山药汤

 材料

鲜山药 150 克，茯苓 15 克，核桃 100 克，花生 100 克，石斛 30 克，生姜及食盐适量。

 做法

鲜山药切块，茯苓洗净。锅内加水煮沸，先放入茯苓、生姜大火煲 20 分钟，再放入余下食材，小火煲 50 分钟，食盐调味即可。本品可化湿滋阴清热，适用于口干、咽中少津液的人群。

山药茯苓包子

 材料

山药粉 100 克，茯苓粉 100 克，面粉 200 克，熟芝麻、花生碎、橄榄油适量。

 做法

将山药粉、茯苓粉放在大碗中，加水适量，搅拌成糊，然后隔水蒸半小时，加入适量的面粉和橄榄油、熟芝麻、花生碎，制成馅；剩下的面粉加水揉成面团，发酵，分成小面团，包上之前做好的茯苓山药馅，蒸熟即可。山药茯苓包子出自中医古籍《儒门事亲》，其功效为健脾养胃，补肾涩精。对于食少纳呆，消渴，肾虚不固之尿频、遗精、遗尿等症有益。

第四卷

凉降似秋

人们常说"一场秋雨一场凉"，秋季阳气会开始"下降"，就像落叶回归大地一样，因此便有了秋高气爽的清凉景象。凉爽的秋季会使人非常舒服，仿佛夏日里难耐的暑热和烦闷都随着秋风一扫而空，满地秋霜又弥补了大地水分蒸发后的干燥。使用本草模拟秋季给人体带来的变化，有两种主要方式，一种是模拟"霜降"，通过补足津液以降气；另一种便是直接减少"阳热"，也就是用寒性的本草清热降火。

养阴
润燥

麦冬

世上并无『不死草』，
但有养阴降胃火的它

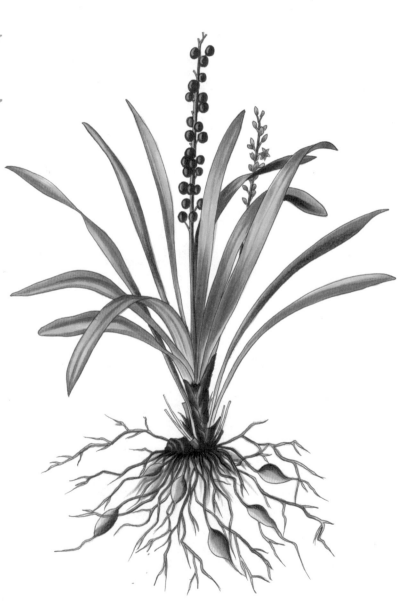

据《十州记》中记载，在秦始皇时代，有一只小鸟衔来一株小草，它的绿叶像吊兰，淡紫色花瓣与绿叶相映成趣。秦始皇认定这是仙草，便派人带着这株草去请教当时有名的学者鬼谷子，鬼谷子说："此乃东海瀛州上的不死之药。人死后3天，用草盖其身，当时即活，一株草就可救活一人。"秦始皇听完后十分向往，便派方士徐福为使者，带着数千童男童女，乘船入东海去找鬼谷子说的那个地方。这个故事的结局大家都知道了，徐福一去不复返，秦始皇也没有得到长生不老之药。其实世上哪有起死回生的神药？鬼谷子恐怕也是迫于皇威而托词应付。倒是后人根据古籍中的描述，认为这株所谓的"仙草"很可能就是麦冬。

细解本草

麦冬味甘、微苦，性微寒。《神农本草经》中说它可以治疗"心腹结气，伤中伤饱，胃络脉绝，羸瘦短气"等。麦冬，就像传说中一样，叶子纤长像韭菜，会开出淡紫色的细小花穗，入药用的是它的黄白色块根。古人对于凌冬不凋的植物都很有好感，麦冬便是其中的一种。它的块根存储了丰富的养分，在冬季其他植物都变得干瘪瘪的时候，麦冬的叶子反而越发滋润，光可鉴人，因此便具备"滋阴"的功效。麦冬的根也很有特点，每一个小块根上都有丰富的分支连到其他根部，整个根部就像一盘被网状丝线串起来的珠子，从这点上看，显然它也很善于将"阴分"输送到其他的脏腑。古人见麦冬色黄，认为它以入胃为主，在补充胃阴的同时，麦冬也善于协助脾胃将阴分输送给心肺，故同时又有养肺阴的功效。

本草功效

日常生活中，很多人都知道麦冬能养阴润肺，因此，在咽干咽痛的时候会泡上一点麦冬水喝，然而麦冬滋养胃阴的特性则鲜为人知。人们常把"脾"和"胃"一并提起，其实两者的特点还不尽相同，中医认为"脾主运化，胃主收纳""脾土喜燥恶湿，胃土喜湿恶燥"，意思是脾更喜欢"干燥"，因为水湿太多会不利于脾发挥"输送精微"的功能，而胃则刚好相反，它在接触食物的过程喜欢有充足的"水分"进行滋润，这样才能更好地收纳消化。胃阴虚的人，常常很容易觉得饿，但真到了吃饭的时候胃口又不是特别好，偏好于吃些汤水多的东西，也容易出现口干、大便干、舌红干裂少苔等症状，这些其实都是胃中津液不足的表现。麦冬甘甜柔润，甜中微微带苦，在滋养的同时又有降胃的作用，因此特别适合治疗胃阴虚。

掌握了麦冬滋胃阴，降胃火的特性，遇到一些火热症状，自然就会想到麦冬。对于经常喝酒、熬夜、吃火锅后耗伤了身体的阴分，导致鼻子出血的，也可以用麦冬治疗，如果配上生地黄，效果会更好。在中医古籍《济生方》中便有一个偏方是用这两味药治疗鼻血。但要注意的是，麦冬本身是用于滋阴的，它的清火之性远远比不上黄连这些苦寒药强。因此，要是"火势"比较大，光"泼水"是没有用的，还要用上一些更凉更重的东西才能把火"压"下去，这时候麦冬也要和其他清热药搭配才能充分发挥"降胃火"的功效。

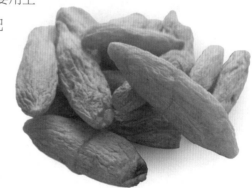

活用本草

对于鼻燥咽干、心烦健忘、心阴血不足的人群，同样可以服用麦冬。但麦冬本身滋阴而不益气，因此有饭后容易腹胀、困倦等表现者不宜用，也就是脾虚者不宜。同时因为它是寒性的，对于经常受凉腹泻、手足冰冷的人也不合适。

清补糖水

 材料 麦冬 15 克，莲子 30 克，百合 30 克，桂圆肉 20 克，薏苡仁 30 克、冰糖适量。

 做法 除薏苡仁及冰糖外，凉水下入其余材料。猛火煮至沸再慢火煮 1.5 小时，下冰糖及薏苡仁，煮 10 分钟即可。本品具清心润肺功效，但对于易腹泻、怕冷、虚汗、口干但饮水不多的人群应慎用。

麦冬雪梨

 材料 麦冬 10 克，雪梨 1 个。

 做法 雪梨去心掏空，将麦冬放入雪梨中，隔水炖 1 小时，即可。本品可滋阴润燥，对于喉咙干痛、唇舌干燥、声音嘶哑的人群适用。易腹泻、怕冷、虚汗者应慎用。

麦冬饮

 材料 麦冬 15 克，生地 15 克。

 做法 二药水煎。

麦冬饮出自《济生方》，"治衄血不止，麦门冬、生地黄，每服一两，水煎。"麦冬饮主治鼻血不止，适用于烦躁、鼻流鲜血不止、唇红、舌红、口干口苦，饮凉水则舒适人群。对于周身冰冷、面色惨白而流鼻血者，则应慎服。

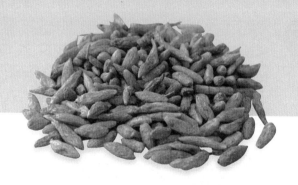

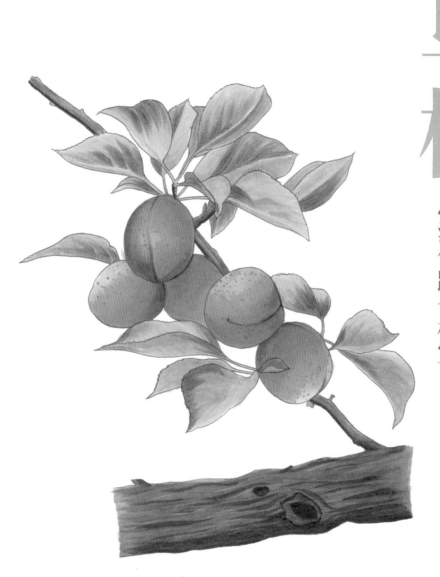

乌梅

『望梅止渴』真有效！

心浮气躁也相宜

《三国演义》第二十一回"曹操煮酒论英雄，关公赚城斩车胄"中写道，曹操和刘备同来到后园的小亭对饮，曹操说："适见枝头梅子青青，忽感去年征张绣时，道上缺水，将士皆渴，吾心生一计，以鞭虚指曰：'前有梅林'，军士闻之口皆生唾，由是不渴。今见此梅，不可不赏。"于是二人对坐，开怀畅饮，论起天下英雄来，这就是后世"青梅煮酒论英雄"典故的由来。这里的"梅"即中药乌梅，成语"望梅止渴"即源于此。当然，望梅止渴指的是青梅，乌梅是青梅成熟后干燥的果实，都可以用于生津止渴。

细解本草

本草古籍中认为乌梅味酸、涩，性平。说起乌梅就不得不谈起梅花，梅花常常在冬末春初时开放，在天寒地冻的时节，整片大地都被冰雪封住了，要汲取水分以供应枝头的花苞可不是件容易的事，但梅树偏偏就做到了，因此古人认为梅很善于"生津"。但这和沙参、熟地等本草的滋阴生津功效又有不同，后者本身富含阴液，可以直接"补水"，而乌梅看起来干瘪瘪的，梅树冬季的枝干也偏干枯，似乎和"水分"没什么关系。梅的奇妙之处在于，它能"撮气为津"，冬季的自然界其实并不缺水，遍地的冰雪都是固态的"水"，但因为气候极为寒冷，要把水送到外周就没那么容易了，就像人在冬季容易手脚冰凉又皮肤干燥一样。而乌梅的味道极酸，"酸主收敛"，酸味能把气集中起来，就像把数条涓涓细流汇合后能形成一条小溪一样，梅能够使聚拢起来的气汇贯成线，"溪水"便得以沿着这条"线"流淌。因此乌梅能汇集的"水分"虽然不多，但要是在极为干枯的情况下，一条细细的水流也足以解燃眉之急了。在咽干口燥的时候，古人常说乌梅生津的效果最为迅速，这是因为富含"水分"的本草在服用后，脾胃也需要一段时间才能把水分输送上去，而乌梅则能够直接汇集附近的津液，因此能较快地发挥"止渴"作用。

本草功效

在酷暑炎炎的夏天，人们常常会制作酸甜可口的酸梅汤，在解渴的同时，对于夏季的"心浮气躁"也有好处。传说明太祖朱元璋登基前，曾是一个贩卖乌梅的商贩，有一年夏季瘟疫横行，朱元璋也不幸被感染了，一病不起。当他挣扎着去库房取乌梅时，忽然闻到了乌梅的阵阵酸气，马上就感觉精神振作了许多。于是，他便以乌梅为主料，搭配山楂、甘草两味中药加水煮成汤，每天服用，过了几天，他的疾病竟然奇迹般地痊愈了。从此，朱元璋就改卖酸梅汤了，现在酸梅汤也已经成为了大众夏季饮用的消暑佳品。

中医素有"酸甘化阴"一说，意思是酸味药和甘味药配合后有滋阴生津的作用。夏季天气炎热，出汗又多，人体气机向外浮散，令人"心浮气躁"，因此便容易生气发火，有些人甚至会出现发热，这可能就是朱元璋当时的情况。酸梅汤能够快速地补充津液，就像夏季下完一场小雨后气候便会变得凉爽些，心气沉降后烦躁的情绪也会得到缓解；而乌梅的酸味本身又有助于内收浮散的心气，因此在夏季饮用确实非常合适。

活用本草

服用乌梅时还需注意平素脾胃是否健康，对于胃气虚弱患者不宜大量使用。胃酸过多，经常出现嗳气泛酸者也忌用。

生姜乌梅饮

材料 乌梅肉 10 克，生姜 10 克，红糖适量。

做法 将乌梅肉、生姜、红糖加水 200 毫升煎汤。其功效为和胃止呕，生津止渴。适用于肝胃不和导致的妊娠呕吐，主要表现为受情绪影响，则会呕吐恶心，往往焦虑、压力状态下则发作明显。

乌梅银花蜜糖露

材料 乌梅 16 克，金银花 24 克，蜂蜜、冰糖适量。

做法 用 2.5 碗水先浸乌梅及金银花 10 分钟。用文火煎至 1 碗，去渣后加入适量的蜂蜜、冰糖，即可作为日常的饮料使用。适用于喉咙痛、喉咙干、咳嗽及有黄痰的热性感冒。

酸梅汤

 材料 乌梅 100 克，陈皮 5 克，枸杞 5 克，桂皮 1 克，丁香 1 克，白糖 400 克。

 做法 乌梅洗净、拍破，同陈皮、桂皮、丁香一起装入纱布袋中扎好口。锅中放清水 3000 毫升，投入药包旺火煮沸，加枸杞，改用小火熬 30 分钟，除去药包，端锅离火，静置 15 分钟，沥出汤汁，加入白糖，调好甜度即成。平时饮用可以消暑生津，夏天可代茶饮。

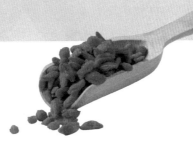

杏仁

世上果仁千万种，
为啥就它止咳又下气

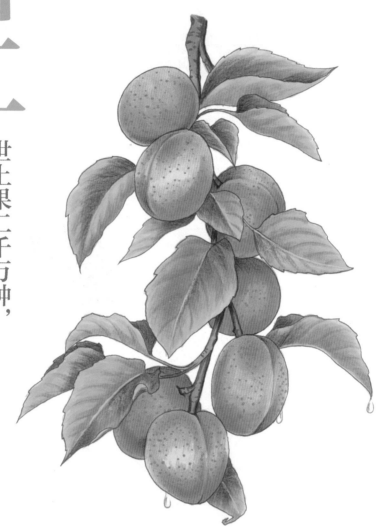

"杏"和中医的关系很密切，当我们称赞一位医生医术高明时，常会文雅地称他为"杏林高手"，杏林代指的就是中医界。传说三国时期有位董姓的医生隐居在山林里，这个医生有个很奇怪的规矩，为人治病并不收钱，而是让病人栽种杏树以充当诊费：重病痊愈的种五棵，轻病的种一棵。数年之间，医生的住所旁边便种起了上万棵杏树，成了一片茂盛的杏林，于是后世便有"杏林春暖，橘井泉香"这样的典故。

细解本草

杏仁就是杏子的果仁，既是生活中常用的食材之一，也是中医可用于入药的本草。《本草纲目》中记载杏仁："味甘、苦，温。主咳逆上气雷鸣，喉痹，下气。"老百姓都知道杏仁有止咳平喘的功效，咳嗽的时候会在汤里放一点杏仁，或者是榨上一杯新鲜的杏仁露喝。也许有些人会说，这是因为杏仁含有丰富的油脂，吃了它就像上了润滑油的管道滑起来更顺畅一样，这确实有一定道理。但含有油脂的果仁有那么多种，如花生、松子、榛子等，为什么偏偏是杏仁具有"润肺下气"的功效呢？

古人观察到杏子的果肉中有红黄色的纹理，就像人的脉络一样，便认为它的果仁能"通脉络之气"，尤其善于通达那些细小的血络。《本经疏证》中记载："夫血无气不流，气无血不泽。血不流，则脉络阻，而气先涌逆……故杏主助脉络，仁即主通脉络之气。"意思是血的流动要依靠气的带动，当出现血流不畅的时候，往往是因为作为"发动机"的气先在这里塞住了。杏仁的特别之处就在于善通"血络中气"，让气可以带着血重新跑动起来。又因为杏仁的味道甘中带苦，苦味有下行的倾向，因此它的总体作用是引脉络中的气血向下走。

本草功效

很多时候，咳喘是人体对邪气入侵的一种反应。"肺主皮毛"，一般来说，外邪入侵首先接触到的是体表的第一道防线——"皮毛"，接下来会发生毛窍闭塞，肺气外散失常，就像把一锅煮开的水盖上了密实的锅盖，没有气孔透气的话，气就会一个劲地上冲，人就咳嗽个不停。杏仁在咳嗽的前后期都会用上，因为它的主要作用并不是驱散外邪，而是疏通肺中之气：对于过于亢盛的肺气，辛温的解表药会将它们疏散到体表，而杏仁则是通过疏通肺之脉络，将一部分气向下疏散。尤其是在感冒后期，体表的毛窍已经恢复正常的状态，因此人便没有出现发热怕冷等外感症状，痰也很少，但就是咳个不停，这很可能是壅滞于此的肺气还没有得到充分的疏散，此时便可用上杏仁，以降肺止咳平喘。

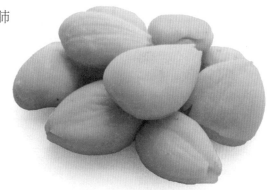

活用本草

因为杏仁可使气血下行，所以平素容易腹泻的人群是不宜食用杏仁的。杏仁又有南北之分，虽均为蔷薇科落叶乔木杏树种子的核仁，但它们的功效和性味却有一些差异，如北杏仁偏苦，南杏仁偏甜；在使用上，北杏仁镇咳作用强于南杏仁，南杏仁的润燥之功优于北杏仁。值得注意的是，苦杏仁并非日常用的食材，因其有小毒，过量、大量服用杏仁可中毒，甜杏仁才是平素生活常用的，但它的降气效力比苦杏仁要弱。

椰子杏仁冰糖炖雪耳

 材料 椰子 1 个，杏仁粉 100 克，雪耳半碗，碎冰糖 1 汤匙。

 做法 椰子于顶部 2 寸位处切去上端，倒出椰子水，洗净椰子外壳备用。磨碎杏仁，用与椰子水同样分量的清水煮雪耳 15 分钟，然后倒入椰子内，再放入杏仁粉及冰糖，炖 3 小时即成。常流清水鼻涕、清稀泡沫白痰、怕冷、怕风的人群，椰子应酌情减量。

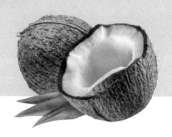

薏苡仁杏仁粥

 材料 薏苡仁 30 克，杏仁 10 克，冰糖少许。

 做法 薏苡仁淘洗干净，杏仁去皮、洗净，冰糖捣碎备用；先将薏苡仁放入锅中，加水适量，煮至半熟，入杏仁，继续用小火煮至成粥，调入冰糖即可，随宜服用。功用为健脾补肺，适用于肺脾两虚的哮喘。

化痰润肺汤

 材料 杏仁 10 克，鲜枇杷 10 克，鲜百合 20 克，莲藕 60 克，怀山药 30 克，冰糖适量。

 做法 将全部材料放进煲内煲滚，转用小火再煲 1 小时即可饮用。本品有润肺、化痰、止咳的功效，体虚、怕冷、周身冰冷者慎服。

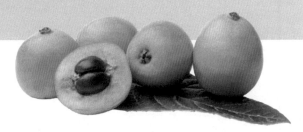

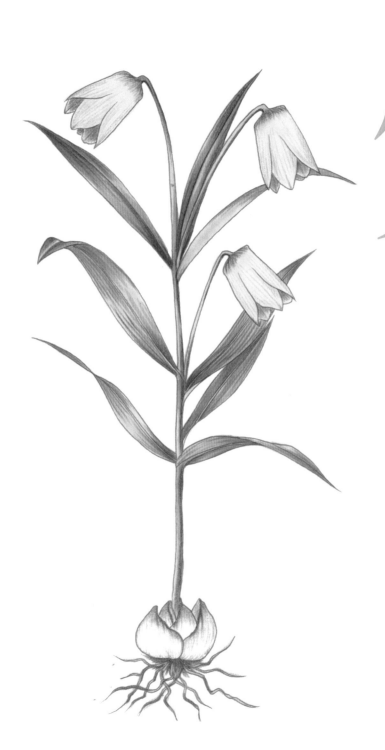

川贝

因『好吃』而出名的本草，背后的故事你知道吗

　　"贝母"这个名字听起来可能还稍显陌生，但要提起"川贝"，那大家就熟悉多了。"川贝"其实就是指产自四川的贝母，因为数量稀少而价格昂贵，为了和其他地区产的贝母区分开而特意称为"川贝"。其实治疗咳嗽的本草有很多，贝母并不是效果最好的，为什么老百姓老爱炖个"川贝雪梨汤"呢？其中缘故要从古时候讲起，那时候的小孩子有咳嗽但不肯吃药的情况，医生便选用味道很淡的贝母，教家长用它磨粉，兑上冰糖水给孩子冲服，孩子吃不出药味，便很顺利地喝下了。大家见这味本草小孩子也能吃得下，便常用它来搭配各种食疗膳食，口口相传后贝母就变成了一味"止咳"专用药。贝母能如此"受宠"，最主要还是因为它"好吃"吧。

细解本草

　　《本经疏证》中说贝母"味辛、苦，性微寒"，入药取的是它的球形块根。小一点的贝母看起来像薏苡仁，而大块头的贝母看起来则像蒜头，也是由几片"蒜瓣"围拢而成，这些"瓣"长得圆润肥厚，光滑洁白，看起来就像一个个小贝壳，故得"贝母"一名。

　　《诗经》中曾有"萱草忘忧，贝母解郁"的说法，说是女子心情忧伤郁结的时候，就会到小山上去采贝母草，其实这和贝母"止咳"是同一个道理。《内经》中记载"诸气膹郁，皆属于肺"，意思是气机的郁结不畅，往往都和肺相关。多数植物的根是主根肥厚而分支纤细，贝母则刚好相反，它的根芯十分纤细，而附着其上的根瓣倒是很肥厚，古人据此认为贝母善于"横散"而不是"直行"。这一点用于"治肺"十分合适，因为"肺朝百脉"，也是横向分为许多分支，用上贝母正好可以横向疏通"分支"里郁结的气。在疏通的同时，圆润光滑的贝母还能引导口中津液下行，有一定的"滋润"作用。

本草功效

贝母止咳适用于咳嗽后期，伴有气不畅而上冲的感觉，口水多但是咽干不适，同时感冒的发热怕冷等急性症状已经缓解；如果是痰很多的情况，还要另外配合化痰止咳药，因为川贝本身化痰的能力并不强。一般来说，川贝母偏于润肺止咳，浙贝母则偏于化痰散结。

活用本草

贝母本身是比较平和的，随着搭配的不同可以发挥不同的功效。川贝本身价格较高，只是用来煮汤比较可惜，可以将它磨成粉后食用，利用效价更好。

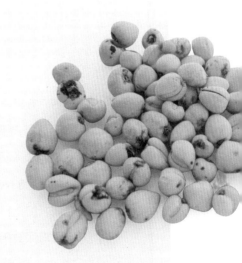

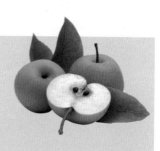

贝母蒸雪梨

 贝母 5～10 克，新鲜雪梨 1 个，冰糖适量。

 贝母先用水浸泡半小时到 1 小时，以便煮透（也可切薄片用）；雪梨削皮后，将梨柄处切下（约全梨四分之一处），然后挖出梨芯；将冰糖和贝母放入掏空的梨子中心，盖上梨柄，插上牙签固定，放入碗中，隔水蒸约 20 分钟左右，然后吃梨肉饮梨汤。如果川贝是打成粉的，可以在吃梨肉的同时一起吃下。这道膳食适合于肺热肺燥的咳嗽，可用于秋燥咳嗽，咳嗽以干咳为主，痰很少、咽干痛或有灼热感、舌偏红苔不腻者。

贝母杏仁露

 贝母粉 3～5 克，甜杏仁 100 克，蜂蜜适量。

 杏仁在前一晚浸泡好，放入豆浆机后加水，待其自动进行煮开榨汁等工作；杏仁压榨成功后，滤去渣，加入贝母粉，再次煮开后约煮 10 分钟左右。放凉后加入蜂蜜调味。杏仁本身也有润肺下气的功效，加上贝母止咳效果更强，本品可做秋燥季节的日常保健用，也有滋润皮肤的功效。

石斛

『九大仙草之首』真的有这么神吗？

拨开它的面纱

　　本草养生热潮方兴未艾，石斛已经成为大家耳熟能详的一味名贵本草。说起石斛，多数人都会回一句："哦，知道啊，好东西啊！"至于石斛到底好在哪里，这就见仁见智了。

石斛之所以名气大，和中国古代道教对它的推崇有莫大关系。唐代的《道藏》一书中列出了一张"九大仙草"名单，即"铁皮石斛、天山雪莲、三两重人参、百二十年首乌、花甲茯苓、肉苁蓉、深山灵芝、海底珍珠、冬虫夏草"九味本草。据说以前懂行的人会在药店的门面上摆出这几种药，叫人一看就知道这是一家有底蕴的老字号。其实这些"仙草"是否真的有非常神奇的疗效呢？中医运用本草，可以说利用的是草药的偏性，以"偏"纠偏，因此药无分贵贱，运用得恰到好处皆有奇效。没有本草是能够"包治百病"的，"仙草"也不例外。"九大仙草"被推崇的其中一个主要原因是"物以稀为贵"，这些本草或产地偏僻，或产量稀少，算是本草界中的"珍稀动物"。如天山雪莲及冬虫夏草生于高原地区、肉苁蓉则产自沙漠、珍珠来自海洋深处；"山中难寻觅"的野生人参和灵芝自不必提，而何首乌和茯苓虽不算罕见，但要找到上百年的何首乌和60年份的茯苓并不容易，因此古人把它们视为"仙草"一般的珍贵。

细解本草

"九大仙草"之首的石斛，自然环境中的它常常生于悬崖峭壁，产量也不高。野生石斛多生长于年降雨量1000毫米以上、空气湿度大于80%的山林中，也就是说需要一个比较湿润的天然环境。按古籍所载，石斛必须长在受溪水滋润的山石之上，古人发现它"得水即生"，将它采下来后像吊兰一样悬挂在屋檐下，只要定期供水不间断，石斛就能存活多年，故又被称为"千年润"。石斛中含有很多胶质，这些胶质是石斛功效的重要来源，一般来说，胶质含量越高的石斛质量越好，因此上好的石斛嚼起来是黏的。

本草功效

《本草新编》中记载石斛"味甘、微苦，性微寒"，石斛色黄，甘味入脾，黄色亦代表脾胃，故石斛治疗的"靶点"显然在于脾胃。石斛胶质肥厚而性黏，这在中医看来是富含"阴分"的标志。石斛生于溪水滋润的山石中，坚硬的石头不像肥沃的土壤一样能提供足够的养分，但石斛只要有水便能存活，故古代医家认为它很善于汲取"水中精华"，能够将贫瘠的"燥土"化为"沃土"。

因此，当石斛作用于人体脾胃时，便能润胃降火。中医认为"脾土喜燥，胃土喜润"，胃火盛的时候常常出现大便干结，这时候吃些滋润的东西，大便得通，火气也会清减不少，这便是"胃喜润恶燥"。石斛的"润土"之性能滋润脾胃的干燥，同时它甘甜的味道之中又带一点苦味，余韵无穷，苦能引导胃火向下，因此有滋胃阴，降胃火的作用。在诸多滋阴药中，石斛不算药性最强的，但它胜在味甘苦兼能益胃，古籍中称赞它"其性轻清和缓，有从容分解之妙"，因此古代贵族常将它作为养生之用。

至于有些民间传说中把石斛描述为"救命仙草"，并把石斛水称为"还魂汤"，未免有些言过其实，其实，石斛药性和缓，并不适用于危急重症的抢救。

活用本草

　　石斛闻起来虽然没什么香味，但它经多次冲泡后仍有浓郁的味道，因此古人常常把石斛当成茶喝。石斛这味本草需要久煮才能熬出味道，一般较少用于制作丸剂或散剂，用来熬汤制酒是最合适的。平时也可单用石斛泡茶喝，但一般需要先将石斛煎煮一下，单纯沸水冲泡恐怕还不能充分"出味"。石斛整体药性偏凉，没有温补功效，脾胃虚寒者不宜多用。

石斛橄榄茶

 材料　石斛 10 克，青橄榄 4～5 个。

 做法　石斛洗净，鲜品需切小段，但目前市面所售多为已经炮制好的干品，直接取用便可；青橄榄拦腰斩成 2 段，和石斛一起放入炖盅中，慢炖 2 小时左右；如放入砂锅，则需大火烧开后再小火煮 1 小时，取汁当茶饮。石斛可嚼渣食用，青橄榄炖至酥烂后可食用果肉。青橄榄本身有利咽作用，配合石斛可清热开音，适合平素易上火咽痛，伴咽干口燥、舌红少苔者饮用。

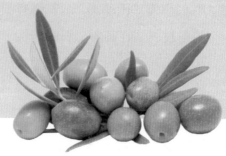

石斛老鸭汤

 材料 石斛 10 ~ 15 克，新鲜鸭肉 500 克（鸭子 1 只亦可），生姜数片，精盐少许。

 做法 鸭肉洗净斩块，先与生姜一同放入砂锅中，加水焯一遍以去味及血沫；然后捞出鸭肉备用（姜片可去掉），在锅中放入石斛及清水，大火煮开 10 分钟后加入鸭肉，小火慢炖 1 小时左右，关火前调盐即可饮用。鸭肉本身已有养阴功效，配合石斛适合在秋冬咽干口燥时食用。

石斛玉竹炖雪梨

 材料 石斛 10 克，玉竹 15 克，新鲜雪梨 1 个，冰糖适量。

 做法 石斛、玉竹洗净先浸泡约 20 分钟，与清水一同加入砂锅中大火煮开后转小火煮 30 分钟；雪梨削皮、切块后再加入，一起炖煮 30 分钟，关火前 5 分钟放入冰糖，搅拌至融化后关火，即可食用。梨块可直接吃，雪梨本来就有清热生津功效，玉竹亦可养胃生津，这道糖水也可做秋冬润肺清热之用。脾胃虚寒、大便稀溏者禁用。

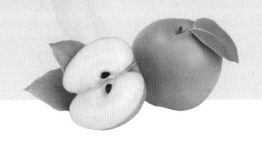

沙参

山里长的『参』补元气，
沙里长的『参』养肺阴

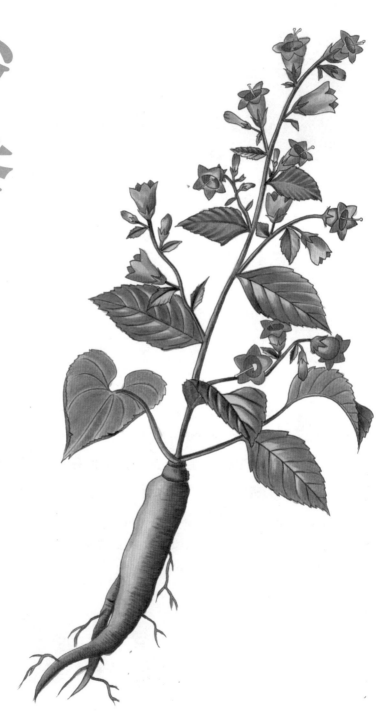

本草中以"参"为名的不少，虽然都叫"参"，但它们的品种来源和功效却大不相同。最大名鼎鼎的当属"人参"，有补元气、生津液的功效，其他的还有活血化瘀的丹参、清热利湿的苦参以及日常生活中出现频率最高的"沙参"。

清代学贯中西的名医张锡纯，有一次治疗一位久咳不愈的小女孩，这小姑娘从出生就没有母乳喝，因此长得十分瘦弱。到六七岁时，她开始咳嗽不断，一直持续了五六年，吃了好多止咳药都没用，家人十分头疼。张锡纯考虑这是个虚劳性质的咳嗽，于是出了个"点心方"：让家人用山药和鸡内金，再混上白糖，给小姑娘做点心吃，坚持一年有余后好了不少，但还是不能断根。张锡纯再一摸脉，觉得小姑娘还有点肺热，但她身体这么虚弱又不好清热，想来想去，最后想到了沙参，让人把沙参碾成末给她吃，坚持了几个月终于治好了咳嗽。因此，有经验的主妇在秋天特别燥热，容易引起咳嗽的时候，也会隔三差五地给家人煲沙参汤喝。

细解本草

《本草逢原》中记载沙参："甘淡微寒……有南北二种，北者质坚、性寒，南者体虚力微。"一般来说，名字中带着个"参"字的本草多少都有些补益功效，沙参也是如此。沙参沙参，顾名思义，便应该是长在"沙地"上，名医张锡纯就认为，在有地下淡水供应的近海沙滩上，长出来的沙参质量最好，特别甘甜解渴。沙参也会生长在低矮的山坡上或树林中，但也要求土壤是疏松的砂质土。人参则一般生于北方的深山之中，而且多是山谷，这些地方的土壤厚而肥沃，能够给缓慢生长的人参提供足够的养分。

本草功效

古人常常把"人参"和"沙参"这两味本草进行比较，《本草纲目》的作者李时珍便说，人参质地致密厚实，味道甘苦浓郁，主要用来补脾胃元气；相比之下，沙参的质地就要轻很多，味道十分甘淡，因此专清肺气，这味本草清中有补，因此善治阴虚夹热。两种参的药性特点和它们的生长环境有密切联系，野生人参所处区域气候寒冷，生长缓慢，又长在较深的土壤中，因此长得很"硬实"，浓缩了较多的"精华"，偏于益气生津。沙参长在疏松而湿润的沙地上，因此质地也疏松，水分更为充盈，折断后便可看到汁液流出，更善于滋阴清热。且沙参生长旺盛的季节是在秋季，显然得"秋气"颇多，五脏中"肺"对应于秋，故沙参以入肺为主，有润肺生津的作用。

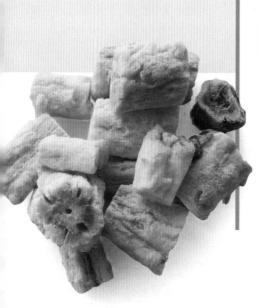

活用本草

如本草书中所说，北沙参的寒性较强，一般家庭用于食疗时如不善把握体质的偏向，还是用南沙参为宜。清代明医张锡纯用沙参治疗小儿肺热咳嗽，有时也会加入甘草，以防过寒伤及脾胃。

沙参玉竹瘦肉汤

 材料 沙参 20 克，玉竹 20 克，蜜枣 3～4 枚，瘦肉 300 克，盐适量。

 做法 瘦肉切片，洗净后先过一遍水以去腥味，然后同其他材料一同放入砂锅中，加水煮开后转小火煮半小时到 1 小时，加盐调味即可，如不喜甜的也可不用蜜枣。这是广东地区最家喻户晓的一道汤，在秋季尤其受欢迎，有清热润肺止咳的作用。

沙参菊花茶

 材料 沙参 15 克，菊花 10 克，罗汉果 1/4～1/2 个。

 做法 上述材料装入汤料袋中，用沸水冲泡 10 分钟后即可当茶饮用。罗汉果本身有甜味，又可润喉；沙参搭配菊花清热更有力，有清热利咽的功效。本品适合用于肺阴虚导致咽痛咽干的情况，多见于秋季燥热时节，伴有口干喜饮，舌偏干偏红者。

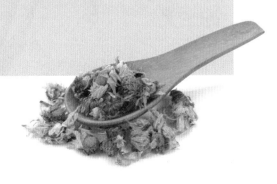

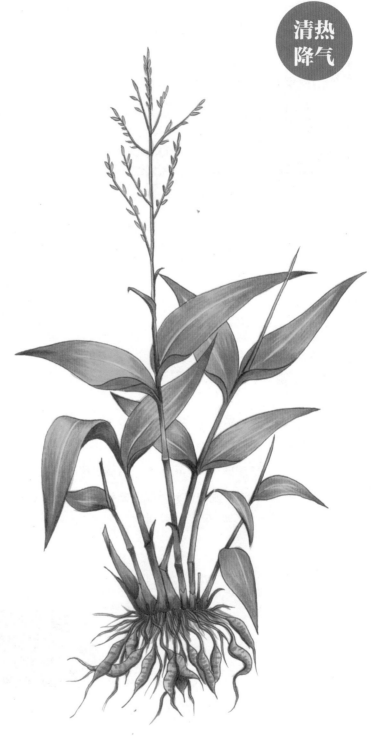

清热
降气

淡竹叶

喝碗降心火的『凉白开』吧

急到上火怎么办？

传说刘备与曹操对战之时，曾派猛将张飞前去攻打曹操手下张郃的城池。张郃守城不出，张飞为了激怒对方出战，亲自与众将士在城门前叫骂，但张郃很沉得住气，任凭张飞等人骂到口干舌燥，气到口舌生疮，也没有丝毫动静。诸葛亮听说此事后，特意派人送来数十坛佳酿慰劳，张飞便和将士们在城门前大喝起来。张郃得到这一情报，认为张飞酒后必然放松警惕，于是出城偷袭，没想到反而中了埋伏、兵败城破。原来，诸葛亮送来的根本不是酒，而是一条诱敌的妙计，坛子里装的其实是淡竹叶汤，有清热利尿的功效，正好给士兵们清心火，解口疮。

细解本草

为什么淡竹叶汤可以清心火呢？平时"上火"时老百姓们都会有个共识，那就是多喝点凉白开，有"降火"的作用。其实这就像空调通过冷凝液带走热量一样，是利用尿液的排出以带走一部分"火气"，而淡竹叶汤就是一种加强版的"凉白开"。竹子的品种很多，但是并非所有的竹叶都能入药，只有那么三四种可做药用，较为常用的就是诸葛亮用来做汤的淡竹叶（注意：这种药材就叫"淡竹叶"，而不是"淡的竹叶子"）。淡竹叶味甘淡、性平偏寒，它来源于一种个头比较矮小的竹子，没有典型的细长竹竿，但它也具有竹子四季常青，"凌冬不凋"的特点。经历了冬季的淡竹叶吸收了寒冬的些微寒气，故能降心火，引心热从小便排出，这就是"淡竹叶汤"的功效。

本草功效

为什么易发怒生气的人易得口腔溃疡呢？平日的生活中也常有这种情况，如果有段时间经常动怒的话，会出现"急到上火"的情况，表现为唇周的水疱红肿，或是口腔局部的红肿破溃，又热又痛，还常伴有口苦、便秘、小便黄、烦躁、失眠等，中医认为这些都是"心火亢"的表现。在中国的语言文化中，平时"剁手"花多了钱会感到"心痛"，难过的时候会觉得"心酸"，凄惨的时候会"心里拔凉拔凉的"。这是因为在中医体系中，"心"是感受一切情感情绪的"神明之官"，因此人的情绪要是有什么变化，最快受到影响的就是五脏中的"心"，故生气易生"心火"。五行中心火生脾土，这种火气常常会波及脾胃，"心气通于舌""脾气通于口"，因此一旦"着急上火"，很容易就出现口舌生疮。这就是三国故事中张飞所处的情况，连日骂阵自然心火旺盛，因此才会导致口舌生疮，此时便要用淡竹叶汤清火泻热。有些轻度中暑烦热的情况也可以用淡竹叶，同样是取其引暑热下行的功效。

活用本草

淡竹叶汤味很淡，一般都用于做茶饮。

淡竹叶茶饮

 材料 淡竹叶 15 克，麦冬 10 克，生甘草 10 克。

 做法 淡竹叶和生甘草装入汤料袋，砂锅中加适量水煮开，转小火后煮 15 分钟左右；麦冬放入杯中，取出汤料袋，将淡竹叶甘草水倒入，可外出时携带，随时当茶饮用。麦冬甘甜可以泡久一些，淡竹叶取其水则可，不必久煮，这样携带起来也方便，适合夏日外出游玩时防暑解渴。脾胃虚寒腹泻者慎用。

竹豆糖水

 材料 淡竹叶 15 克，绿豆 100 克，冰糖适量。

 做法 淡竹叶装汤料袋，煮水后取出，留取竹叶水备用；绿豆先漂洗，去掉空壳及质劣者，留取颗粒饱满的，浸泡约 20 分钟。然后将豆放入砂锅，加入淡竹叶水煮开后放入冰糖，继续用小火煮 30 分钟，关火即可食用。这道糖水可以清热泻火，适合心火旺而有口舌生疮、小便黄涩者。由于绿豆本身也有清热作用，如怕甜食太腻，可以加入少许陈皮碎末同煮。脾胃虚寒腹泻者慎用。

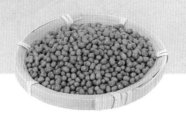

芦根

夏季『降温』法宝，
甘甜可口又生津

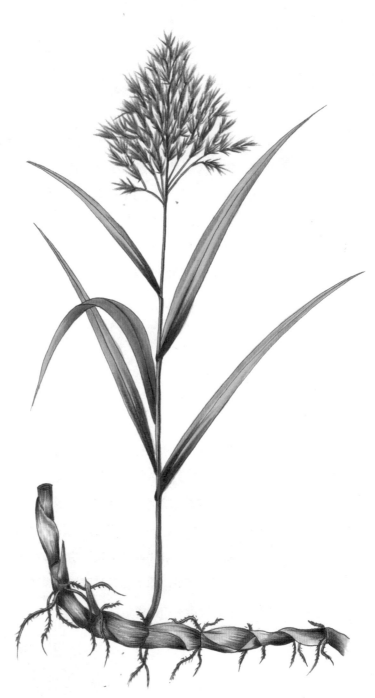

　　话说古时候江南有个村子地处偏僻，当地水网密布，但是缺医少药，方圆几十里只有一家药铺。村里有户姓田的人家，有一年夏季非常炎热，家里的孩子发起了高烧，父亲赶忙去药铺里买药。药铺老板说，小儿高热要退烧，最好的药当然是羚羊角了，但这羚羊角很贵，一分就要一两银子，吃一次得五两银子。这户人家家里很穷，这么贵的药自然买不起，便问老板是否有便宜些的药可以替代，但老板不肯说。这人空手回到家里，守着孩子十分着急，这时候刚好有个乞丐路过，听了这事说："我知道有一味药可以用！而且相当便宜！"于是，乞丐便叫这个父亲去池塘边找些芦苇，然后把芦苇的根挖出来洗净，煮水后给孩子喝下，喝完后果然退了烧。

　　故事里的药铺老板虽然有些贪财，但他说的话是没错的，对小儿高烧来说，羚羊角确实是一味好药。尤其是小孩容易出现高热惊厥的情况，以往的民间偏方便是在家里备上一只羚羊角，发热时立刻刮下细末冲水给孩子服用。但对于夏季因感受暑邪而导致的普通发热，未必要用上羚羊角，芦根也是一种不错的选择。

细解本草

　　《本草述钩元》中说芦根"气味甘寒"，用它煮成水确实也带着一丝甜味，不难入口。芦苇一般都长在靠近水源的浅水或泥地上，它的茎秆是中空的，再加上茎身又分节，就像输水的管道一样。中医认为，凡中空有节之物善通，因此芦苇的茎秆本身善于通窍化痰，而芦根作为深埋在水中的部分，在具备通达之性的同时寒性更强，有清热利尿的作用。

本草功效

故事中的小儿在夏季出现高热，很可能是因为暑热过盛；人体在阳热过盛的时候，可以通过出汗这一方式泄掉一部分"热气"，但有时候体内的水液已经不足了，汗出不来，怎么办呢？可以换个方式，通过利小便的方法把"热气"从下面排出。芦根一方面善于通窍利尿，另一方面又可甘寒补水，让人体有足够的水分去"退热"，因此适合用于"肺胃热盛"型的发烧。此外，如果是夏季出现小便黄赤而灼热的，也可以用芦根以利尿清热。

活用本草

芦根味道甘甜，适合用来做成各种茶饮，但脾胃虚寒、畏食冷物者不宜。新鲜的芦根生津止渴的效果更佳，干品"补水"效果较弱，以清热利尿功效为主。

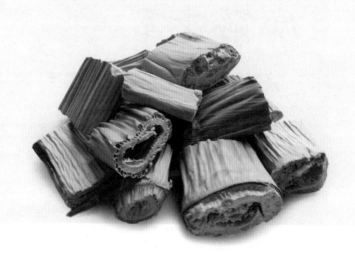

芦根蜂蜜饮

材料 芦根 15～30 克，蜂蜜适量。

做法 如有鲜芦根效果更佳，没有则用干品替代，放入锅中加水煮开后再煮 15 分钟左右，稍放凉后调入蜂蜜，即可饮用。于夏季暑热盛时节可用于解暑清热，常用于虽伴有发热但是精神状态较好、不疲倦、不怕冷而怕热、尿少而黄、口渴喜饮凉水、舌质偏红者。

芦根竹茹茶

材料 芦根 15～30 克，竹茹 15～20 克，绿茶适量。

做法 竹茹是竹子的内皮，以完整的竹茹球为佳；同芦根一起放入锅中，加水煮开后煮 20 分钟左右，将渣过滤掉；然后用芦根竹茹水冲泡绿茶，可当茶饮饮用。绿茶本身有升清阳的作用，芦根和竹茹则善于清胃热而止呕，可用于酒后胃热上冲而有呕吐或口臭，或因胃热盛常有嗳气打嗝的情况。此时多伴见舌红苔黄腻、胃口好但饭后有胀满、容易打嗝、嗝声响亮、小便偏黄者。

蒲公英

田野的美味，
皮肤肿毒的克星

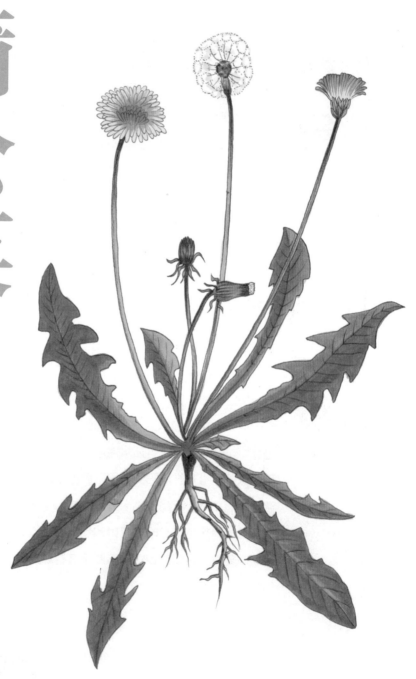

在乡间田埂或是城市路边的草丛中，在雨季后便会冒出一丛丛金黄的蒲公英花，落花后结成白色的蓬蓬球，孩子们特别喜欢在放学路上采上几簇，一吹，毛茸茸的种子会一直飞扬到深秋。关于蒲公英名字的由来有许多传说，其中最"接地气"的一种是"蒲公救少女"的传说。据说当年有位姓蒲的渔翁，带着女儿小英在河中捕鱼为生，一天他们救起了一个投河自尽的少女。一问才知道，少女轻生是因为得了一种叫"乳疡"的疾病，乳房莫名其妙开始红肿疼痛，少女羞于启齿，又不知何处寻药，只好拖着。后来家人得知此事，觉得未婚姑娘得这样的病很奇怪，非议纷纷，少女又气又委屈，一时想不开便投了河。蒲公听完后，让女儿采来一簇开着黄花的野草，捣烂后给少女敷在乳房上，过了几天红肿便消了。少女感激地把这种野草带回了家，为了表达对蒲公和他女儿小英的谢意，便给这种植物取名为"蒲公英"。

细解本草

《本草纲目》中认为蒲公英"味甘性平"，而补土派名医李东垣则认为蒲公英药性稍寒。蒲公英常常用于治疗皮肤炎症，尤其是乳房的红肿疼痛，用新鲜蒲公英外敷或是内服均有效。古代医家观察到这种本草开黄色花朵，尝起来味道甘甜，"色黄"和"味甘"都是中土脾胃的象征，由此认为蒲公英主要作用于脾胃。《本草新编》中说，古时候北方的老百姓，在饥荒的时候常常采这种野菜来吃，吃完后生病也少，这是因为人饥饿的时候"胃火"会比较盛，这就是有些人会"饿到胃痛"的原因。蒲公英善于降胃火，性质又比较平和，因此饥民们吃完后反而还保护了脾胃。

本草功效

　　蒲公英还能用于治疗皮肤的红肿热痛。中医说"脾主肌肉"，肌肤和脾胃的关系很密切，很多人进食过分辛辣刺激之后容易长"痘痘"或者是皮肤长疮，这就是"胃火盛"的一种表现。乳房刚好长在胃经经过的地方，胃火盛也容易波及此处，用蒲公英正好可以清胃火、解疮毒，一举两得，因此，治疗以红肿热痛为主要表现的乳腺炎或皮肤疮毒时都会用到它。

活用本草

　　一般来说，蒲公英最好是在四五月间吃，大概也就是在清明前后，在它开花前采下嫩叶用水煮开，这时候的口感是最好的，开花后叶子就会变得比较硬。野外探险家们的经验是，食用前用盐水焯一遍，可以去掉苦味。鲜嫩的蒲公英用来凉拌或是煮汤都是最家常的做法，但也可炒可煎可剁馅，市面上还有现成的蒲公英茶售卖。要注意的是，蒲公英虽然寒性不强，但脾胃虚寒者仍不宜大量食用。

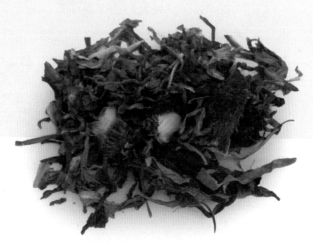

蒲公英猪肝汤

 材料 蒲公英叶 300 克，猪肝 100 克，生姜少许，盐、油适量。

 做法 新鲜的蒲公英摘下嫩叶后洗干净，先用盐水焯一遍，捞出备用；猪肝切片，用开水焯一遍去掉血水；生姜切末，与蒲公英、猪肝一起放入锅中，加水、加油，大火煮开后转小火煮 15 分钟，加盐调味即可。这是一道时令菜肴，猪肝可以补肝血，配合蒲公英清热，适合在春天回暖后食用，可以清热解毒又养肝。

蒲公英煎蛋

 材料 蒲公英叶 100 克，鸡蛋 2 ~ 3 个，盐、油适量，酱油或鱼露适量。

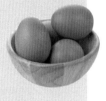

 做法 蒲公英嫩叶洗净后先焯水、切碎，加入少许盐搅拌均匀，然后挤掉水分；鸡蛋打成蛋浆，加入蒲公英碎叶后混合均匀。锅中烧热，放油均匀分布在锅面，倒入蛋液后摊蛋饼，先煎到一面的蛋液已经半凝固后，翻过来再煎另一面。煎好后装盘，可切块，蘸酱油或鱼露食用。"炒"这种做法可以减轻蒲公英的寒性，配合鸡蛋更护脾胃，是比较温和的做法。

蒲公英饺子

 材料 蒲公英叶 150 克，猪肉 150 克，饺皮 30 张左右，葱 1～2 根，生姜、油、盐适量。

 做法 蒲公英嫩叶洗净后先焯水、切碎，加入少许盐搅拌均匀，然后挤掉水分；猪肉剁馅，葱切末，加入少许生姜末后同猪肉一起搅拌均匀，再加入蒲公英和适量油一起混匀。然后取饺皮将肉馅包成饺子，合口处抹上少量肉馅助黏合。饺子可以煮也可以煎，煎饺子可以蘸醋食用。本品可清胃降火。

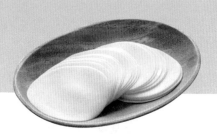

柿蒂

柿子不只香甜可口！
打嗝它还能帮上忙

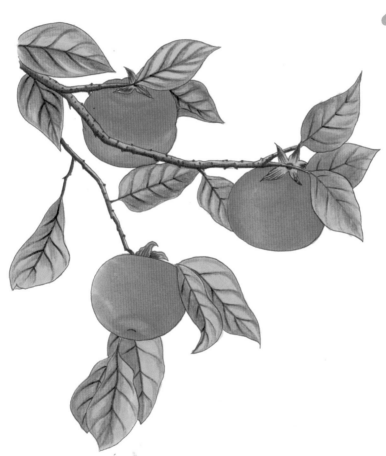

柿子是颇具季节性的水果，每逢收获，水果摊便少不了火红艳丽的景象。传说明朝皇帝朱元璋小时候乞讨为生，有一年霜降过后，到处都找不到吃的东西，饿了两天的他侥幸在山沟里发现了一棵柿子树，靠着柿子捱过了那段时间。那年冬天他发现自己嘴唇没有像往年一样开裂，想来是柿子的功劳，成名后他还封这棵柿子树为"凌霜侯"。这个传说确实有一定道理，新鲜的柿子性寒，善于润燥降火，秋天因为"燥热"而口鼻干痛的时候，吃上应季的柿子特别管用。

细解本草

从入药的角度来说，中医用得更多的是柿的果蒂。尝过青柿的人都知道，未成熟时涩味很重，到变成红柿后便全是甜味了，然而柿蒂却完整地保留了这份"青涩"。《本经逢原》中说柿蒂"味涩性平"，能充分发挥降气收涩的作用。

柿子是一种喜欢和自然界"对着干"的植物：它选择在炎热的夏季时开始结果，但却赋予果实寒凉的特性；在天气越变越冷的时候，它的颜色却越变越温暖，以至于在深秋成熟为火红水润的果子，和周围的干燥苍黄形成了鲜明对照。因此《本经疏证》称它有"转旋寒热之功"，能够"逆势而为"。柿蒂也继承了柿子"逆势而为"的特性，中医常用它来治疗呃逆。

本草功效

呃逆又被称为"打嗝"，一般多认为是因为"胃气不降"，常发生在吃得过饱的情况下。中医说"脾主运化，胃主受纳"，食物入胃后，其中的精华通过脾的吸收、运化输布到全身，而剩下的糟粕则一路通降排出体外。吃得过饱的时候，脾胃一时间处理不了这么大的"工作量"，食物积存在胃中无法向下通降，运行的道路被阻塞了，胃气便"逆行"而表现为打嗝不止。这时候就要用上柿蒂，它是果实的一部分，本身有一定的降下之性，而且还继承了柿子和外界"对着干"的性格特点，能够将不断上冲的胃气掉个头，转为下行，因此能降胃止逆。

活用本草

一般来说，治疗气逆的打嗝适合用柿蒂。气逆多是在吃了难消化的食物后发生，打嗝声不断而响亮，伴有腹胀，嗳气后觉得腹部舒适，可以用柿蒂 20～30 克煮水服用。寒性的打嗝用柿蒂效果不好，这类人多胃口不好，食不多即饱，精神疲倦而舌色淡白。同时，如果伴有较严重的全身不适或打嗝病史较久的，可能伴有其他内科疾病，需要就诊治疗，单纯用柿蒂也乏效。

柿蒂止嗝水

 材料 干柿蒂 20～30 克，佛手丝 10 克。

 做法 将上述材料洗净后加水约 500 毫升，煮开后小火煮约 15 分钟，滤渣后当茶饮用。柿蒂水味道偏于苦涩，加入佛手可稍调味，并能改善气味，同时又有解郁行气的作用。

柿蒂茶

 材料 柿蒂 5 克，普洱茶 15 克。

 做法 将上述材料放入茶壶中，冲水服用。平素饭后常有饱胀感、易打嗝者，可代茶饮。

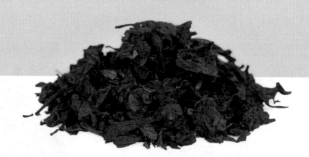

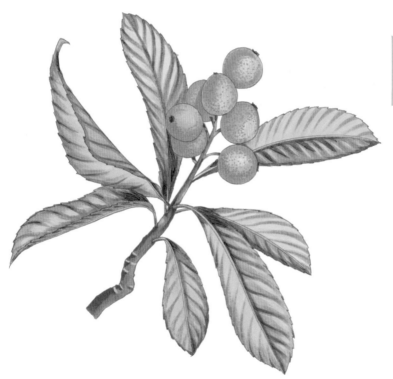

枇杷叶

咳嗽就喝『川贝枇杷膏』？

它可不是『包治百咳』

　　每个家庭都会有个小药箱，箱子里定有几种常备的中成药。在这其中，"川贝枇杷膏"是颇受欢迎的一种，甜甜的，十分适口。就因为这种药太受欢迎了，在枇杷丰收的季节，有些人会采集新鲜的枇杷自制"枇杷膏"。实际上，真正的"川贝枇杷膏"并不是用鲜枇杷果做的，而是用枇杷叶配上多种中药，兑上蜜糖熬制而成，与家庭自制的果酱不可同日而语。虽然"枇杷治咳"已经成为一种民间"常识"，但到底它治的是哪种咳嗽，又为什么能治咳的原因却少有人知。

　　关于枇杷，民间曾有个传说，说是有个小伙子的母亲久咳不愈，夜间常因咳嗽无法安睡，以至于日渐消瘦，儿子十分着急。有一天他在梦里得神仙点化，让他去山上寻找一种长满金黄色果子的树，把鲜果带着叶子采下后，给母亲吃果子、喝叶汤。小伙子依言照办，母亲服用后果然好了很多。在本草古籍的记载中，枇杷果和枇杷叶都有一定的止咳功效，不同的是，鲜果润肺的效果较好，古籍中称其还有"止渴"的功效。但也有医家认为枇杷果"少食止吐止渴、多食生热生痰"，再加上鲜果不易保存，因此入药一般用叶而不用果。

细解本草

　　《神农本草经疏》中记载枇杷叶"味苦"而"性平"。枇杷叶四季长青，但开花结果的习性却"别具一格"。一般的果树都是春夏开花，秋冬结果，在阴阳的角度看来，"开花"是阳气外达，"结果"是阴气内敛，因此一般的果树都是顺应着自然"春夏气外达，秋冬气内敛"的趋势开花结果。枇杷树则完全相反，它在隆冬时开花，在夏季约五六月份时才结果。古人据此认为，枇杷有调和阴阳的特性，它在冬天阴寒时能舒发阳气，夏天炎热时能生成阴液，本身便善于调和外界的阴阳失衡。

本草功效

枇杷叶一般多用于治疗咳嗽。中医认为，肺脏有"轻灵娇嫩，畏寒畏热"的特点：用药太热了，燥热伤肺会加重咳嗽，用药太寒了，"肺寒"也会咳，非常地难"伺候"。枇杷叶味苦能降肺气，性质不寒不热，又善于平衡阴阳，是一味走"中庸"路线的本草，正好对肺的"胃口"，因此它常常出现在各种治咳的方药中。单用枇杷叶止咳的话，比较适合感冒后期已经没有发热怕冷（也就是外邪已经清干净），仅遗留一点小咳嗽的情况，且以干咳为主，痰量很少，咽喉胸腹总觉得气下行不顺，咳嗽的声音较为有力，整体的精神状态也应该比较好，没有虚弱乏力。我们常用的川贝枇杷膏则还含有沙参、川贝母、杏仁等润燥滋阴药，其实也不适合于因风寒外感导致的咳嗽，比较适合秋燥咳嗽或是咳嗽日久不愈已伤阴的情况。

活用本草

枇杷叶表面有层绒毛，入药前要把这层毛去掉，以防刺激喉咙，它的炮制过程较为繁琐，一般不建议家庭自制，最好去药店购买饮片。枇杷叶味道偏苦，适当加糖等佐料配合较易入口。酒后呕吐时也可煮枇杷叶水止呕，取其味苦能降气。

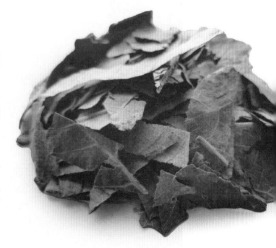

枇杷叶糖水

蜜炙枇杷叶 10～15 克，甜杏仁 15 克，冰糖适量。

甜杏仁先浸泡半小时，再同蜜炙枇杷叶一起放入锅中，加水煮开后转小火煮 20 分钟，关火前 5 分钟加入冰糖搅拌至溶化，将汤水倒出当糖水或茶饮用。杏仁有润肺功效，配合枇杷叶降气止咳，适合于外感咳嗽后期仍有轻咳未愈，且以干咳为主的情况，痰多痰黄者不宜食用。蜜炙枇杷叶苦味较轻，润肺之性更强。

枇杷叶炖瘦肉

枇杷叶 10 克，猪瘦肉 150 克，雪梨 1 个，生甘草 5 克，冰糖适量。

雪梨削皮切块，瘦肉切片，上述材料洗净后同枇杷叶、生甘草一同加入锅中，加水煮开后转小火煮 20～30 分钟，至梨肉软烂即可，加糖调味。甘草有缓急利咽的功效，配合清肺润肺的雪梨，适用于秋燥咳嗽及干咳伴咽干、口干者。

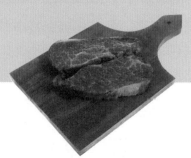

第五卷
封藏如冬

俗话说"瑞雪兆丰年"，一场恰到好处的大雪如同一床厚实的被子，能够把阳气密密实实地封存在地里，这一年的土地休养得好，来年才能开花结果。大家都不喜欢冬季的寒冷，然而缺少了这一季，阳气就缺少了"生、长、化、收、藏"的最后一环，只有消耗没有储备，再满的油箱也会加速耗光。在这里，我们收纳的都是偏于滋养，尤其是善于滋补阴血的本草，为身体续上一点"灯油"。

覆盆子

与补品『百搭』的本草！
鲁迅先生也爱它

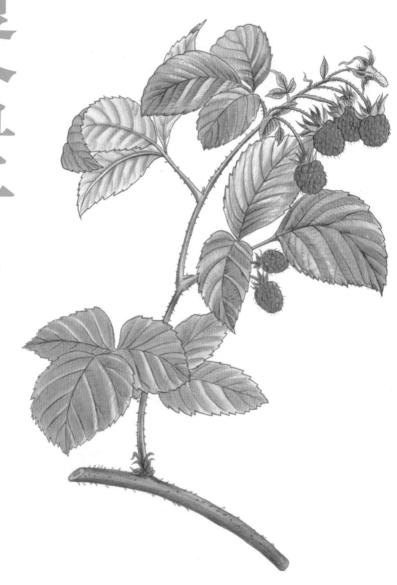

鲁迅先生有篇脍炙人口的随笔名为《从百草园到三味书屋》，里面不经意地提到了好多常见的本草。鲁迅先生老家有个"百草园"，这个园子并非专门种草药的药园，但也长了不少天生天养的野生药材。"百草园"里有可以用于美发润发的皂荚、生津解渴的桑葚，以及鲁迅先生最喜爱的覆盆子。"如果不怕刺，还可以摘到覆盆子，像用小珊瑚珠攒成的小球，又酸又甜，色味都比桑葚要好得远"。其实覆盆子不仅仅是一种好吃的果子，还是一种可以疗疾的本草，它的功效还跟它的样子有点关系呢。

细解本草

中医认为覆盆子"味甘酸，性微温"。覆盆子植株的叶片肥厚，长着白色绒毛，能经历整个冬天而不凋谢，因此它充分吸收了寒凉的秋冬之气。在盛夏到来之时，覆盆子结出了颜色鲜红的果实，红色代表着"火"，攒成盘的覆盆子低垂向地且汁液饱满，象征着夏日的炎热被它自身的凉降之气收服，化为果子的"温性"。因此，覆盆子常和很多温补本草搭配使用，这些补药单独服用的话，对部分人来说过于燥热，加上覆盆子的辅助，就能把这股"热气"收服，让它稳稳地补到人体内部去，达到"补而不燥"的效果。

本草功效

关于"覆盆子"名字的由来也有几种说法:《名医别录》中称它果实累累,压得枝头倒垂向下,就像个倒扣的盆子一样,故得此名;另一种说法是,覆盆子里的"盆"其实指的是起夜用的尿壶,这味本草有止夜尿的功效,吃了它就可以把尿壶倒扣过来不用了,因此叫"覆盆子"。事实上覆盆子确实可以用于治疗遗尿,有一定的"补肾"效果。覆盆子酸酸甜甜,味道可口,小孩子遗尿的话不妨吃些试试。

遗尿的人毕竟是少数,平常人是否可以用覆盆子进行调补呢? 答案是肯定的。因为覆盆子药效不够猛烈,所以常作为辅助之品使用;但正是这一"缺点",反而成就了它"百搭"之性。《本草新编》中记载:"盖覆盆子必佐以参、芪,而效乃大,必增以桂、附,而效乃弘,实可臣而不可君之品也。"意思是说,覆盆子可以加强温补本草的补益功效,且可以和很多种补药搭配,是一味"百搭"之品。

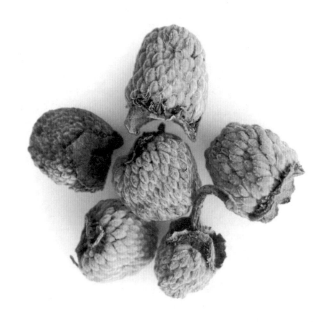

活用本草

　　有些地方也把覆盆子叫做"树莓"，国外常用它来装饰甜点。在"哈利波特"系列小说中，主人公在进入魔法世界后吃上的第一份豪华冰淇淋就是"巧克力加覆盆子和碎果仁冰淇淋"。本草古籍中对于"覆盆子"的原生植物到底是哪一种存在争议，但多数医家认为可能有好几种习性相似的植物果实都可以当做"覆盆子"来使用。新鲜覆盆子很容易腐烂，所以药用都是覆盆子干。

覆盆子蜂蜜茶

 材料　覆盆子干 20 克、蜂蜜适量。

 做法　覆盆子干放入杯中，加温开水冲泡，稍凉后再加入适量蜂蜜调味。这是《本草衍义》中记载的搭配，味道酸甜适口。如上文所说，覆盆子还可以和很多其他养生中药搭配，如补气则加入黄芪，补血则加当归，滋阴则加熟地，可以灵活变化。

覆盆子炖羊肉

 材料 羊肉 300～500 克，当归 10 克，覆盆子 20 克，生姜及葱适量。

 做法 羊肉切块，洗净后与姜片一同放入锅中，先焯一遍以去掉血水及膻味。然后将当归、覆盆子、葱段一同加入，煮开后转小火慢炖 2～3 小时（如使用高压锅此时间可缩短），食肉饮汤，当归和覆盆子也可以直接吃。本品适合在冬天补益气血时食用，易上火者可减当归而加大覆盆子的量。

覆盆子烧牛肉

 材料 牛肉 300 克，番茄 2 个，洋葱 1 个，葱数根，覆盆子 30 克，油盐适量。

 做法 牛肉及番茄洗净后切小块（番茄如需去皮可用开水先烫过），洋葱切丝，葱切段；锅中放油加热，加入洋葱、葱及牛肉翻炒至半熟，盛出备用；覆盆子洗净后，同上述材料及番茄块放入砂锅内（番茄如怕煮烂可晚一些下），加水没过食材，煮开后转小火慢炖 1 小时左右，再加入少许盐，调味后即可食用。牛肉和洋葱都是温性的食材，搭配覆盆子酸甘可口，和番茄的味道正好相配，也适合冬季食用，肥而不腻。

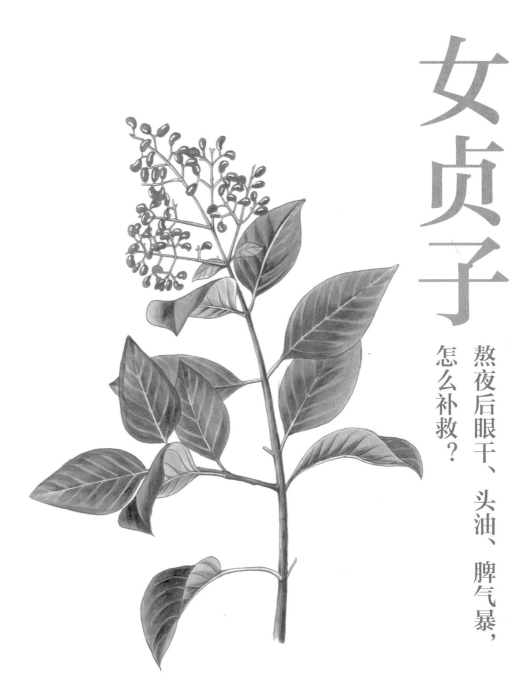

女贞子

熬夜后眼干、头油、脾气暴，怎么补救？

传说古代有一位才貌双全的姑娘，喜欢上一个家境贫寒的秀才，但其父母嫌对方家贫，就把姑娘许配给一个财主的儿子。财主的儿子不学无术，是个纨绔子弟，姑娘一怒之下，便自杀身亡。后来在姑娘的坟前，长出了一棵小树，日积月累，小树变成了大树，果实累累。这种果实味苦而性平，乡亲们服用后身体强壮，而且头发也变得乌黑起来，大家认为这是姑娘化作的植物，于是把其果实叫作女贞子。

细解本草

女贞子味苦、甘，性平，具有滋补肝肾，明目乌发的功效，适用于眩晕耳鸣，腰膝酸软，头发早白，目暗不明，脱发等病证。女贞子在《神农本草经》中列为上品，言"补中，安五脏，养精神，除百疾。久服肥健轻身不老"。在民间，女贞子树还有个别名叫作白蜡树，这是因为人们常用女贞子树来放养蜡虫。蜡虫能够生蜡，就像蜜蜂能酿蜜一样，这种虫子不断啃咬树皮，吸食树脂，生产出大量的白蜡。这种蜡遇火即燃，烛光十分清亮，非其他膏脂所能比拟，由此可见女贞树本身富含"阴精"。每年夏季是放养蜡虫及收获的季节，这时的天气又比较炎热，如果是其他树木被蜡虫这样啃食树皮又要接受烈日烤晒，定然很快枯槁，但女贞树一般都能耐受3年左右，由此可见它的"耐热"，很能对抗"火邪"。因此中医便认为女贞子可滋阴降火，适用于阴虚火旺证。

本草功效

《内经》中记载："故人卧血归于肝，肝受血而能视。"肝开窍于目，因此上供的肝血充足，眼睛才能视物清晰。一些经常熬夜的人容易耗伤阴血，在第二天起来时眼睛干涩发红，看东西久一点便觉得不舒服，同时也容易出现头发油腻而脱发，这正是肝肾阴血亏虚而火旺的表现。对此中医有一个名方叫作二至丸，所谓二至，便是将在冬至和夏至采摘的两味本草配在一起。夏至时采摘的是墨旱莲，冬至时采摘的是女贞子，这两味药都能养阴清热，又可以补益肝肾。同时，熬夜或是长期缺少睡眠的人脾气也会比较暴躁，这是因为人体的精神状态被"火气"所扰，故古籍中也说女贞子可以"安五脏，养精神"，因为这是一味最不为"热邪"所动摇的本草。

活用本草

脾胃虚寒泄泻及阳虚体质人群不可服用女贞子，这类人群常有乏力，没精神，做事情缺少活力，受凉易腹泻，比他人怕冷等表现。

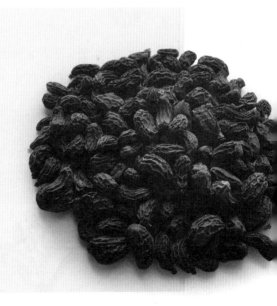

女贞子粥

 材料 女贞子 15 克、大米 100 克、甜玉米 1 根、白糖适量。

 做法 将女贞子洗净，放入锅中，加清水适量，水煎取汁，再加大米煮粥，煮好粥后，把甜玉米粒倒入锅中，中火煮开后，转小火煮 20 分钟，待熟时调入白糖。本品具有滋补肝肾、明目养阴的功效。适用于眼睛干涩、昏花及手足心热的人群。

二至丸

 材料 女贞子 15 克、旱莲草 15 克。

 做法 煮水服用。

女贞子、旱莲草做丸合称二至丸，为古代名方，做丸不便，现多用汤。适用于头油多、眼睛干涩、腰膝酸软、失眠多梦的人群。

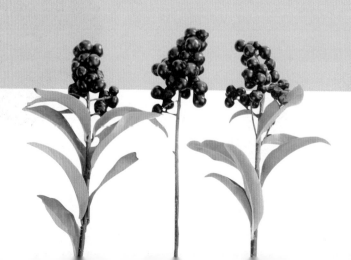

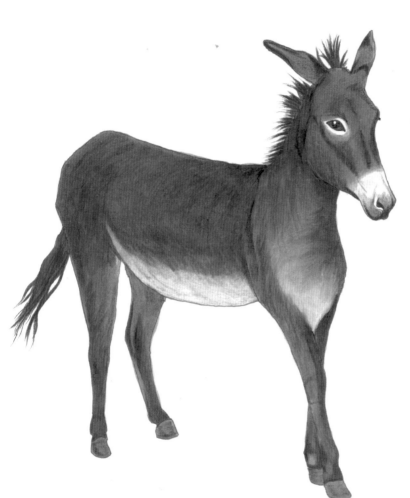

阿胶

古代的止血药

不是所有血虚都能用它！

曾在全国热播的电视剧《大宅门》中的主人公白景琦便是靠在济南经营阿胶发家。剧中一段：在回北京老家后，白景琦把当地产业交给儿子管理。有一回药店里的掌柜发现送来的阿胶品质不对，白景琦为此亲自到济南查问原因。一查才知道，家人为了节约成本，没有用指定的井水熬制阿胶，而是用了其他水代替，以致质量一落千丈。白景琦当场把儿子痛骂一顿，并让他把次品阿胶全部砸掉。

现代人听到这样的故事总觉太过夸张，熬药必用井水也就算了，居然还只能用一口井的水。事实上，古代的质量监测手段十分匮乏，古人制药为了保持相对一致的水准，就必须在原料及工艺上严格把关，苛刻要求。早在唐代以前的本草古籍中，就有阿胶"以阿县城北井水作煮为真"这样的记录。在《神农本草经疏》的记载中，这口"专用井"在山东兖州府东阿县境内，它的水"清而重，其色正绿，其性趋下而纯阴"，水质非常特别，它处难寻。因此古人认为"胶"必以出自山东东阿者为纯正，而名"阿胶"。

细解本草

阿胶乃用驴皮熬制而成，古籍中称其"味甘，性平、微温"，主治"心腹内崩，劳极，女子下血"等疾病。大家都说阿胶补血，对女性极好，说法便源于此。驴皮质地厚实而致密，熬成的胶也十分黏稠，就像胶水一样，能堵住出血的"裂缝"。同时阿胶的原料源于动物，属于"血肉有情"之品，止血的同时又能补血。至于为何必用"东阿水"，在中医的认知中，这种质沉而颜色碧绿的水属于水中"阴性"强的，作为载体能更好地发挥阿胶滋养阴血、宁血、止血的作用。

本草功效

"阿胶"备受古人推崇，与当时的医疗条件有关。古代女子在产后失血或月经量过大而出现血崩的时候，既没有止血方法也不能输血，因此，家中有产妇的便会备上阿胶，以作为止血、补血之用。

在经过多年的口口相传后，原本是失血产妇专用的阿胶变成了一种通用的"补药"，只要自觉有点"血虚"，大家都会跑去吃上一口。事实上，纯正的阿胶确实是味好药，但也不是包治百病的"神药"。阿胶质地黏稠，适合用于血出不止而导致的"血虚"。如果是因为气虚或是脾胃功能不佳而导致的血虚，滋腻的阿胶有碍于脾胃的消化，反而不利于病情。很多现代人不懂其中道理，一旦体检查出有点"贫血"后，不问原因便猛吃阿胶。其实贫血并不一定完全等同于中医的"血虚"，并非吃上阿胶就能管用。我们常说"善用本草养脾胃"，强调的是"善用"，"乱用"本草其实最易受伤的也是脾胃。

活用本草

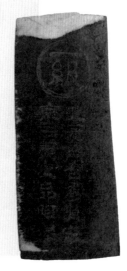

阿胶最常用的服法是"烊化"，也就是掰下一小块来，放在碗底用热水冲，待其融化后饮用。一般的日常生活中，能用到阿胶的情况多是女性月经量过大，或手术后失血过多，出血颜色偏淡、偏清稀。有时气虚和血虚的表现在老百姓看来比较难鉴别，而且吃阿胶还要考虑脾胃情况，因此必要时请咨询专业医生。这里仅介绍两个简单的小方法。

阿胶蛋

材料 阿胶 3～5 克、鸡蛋 1 个、红糖适量。

做法 鸡蛋煮熟后剥去外壳，放入红糖同煮，煮沸后关火；阿胶敲成碎片，放入碗底，趁热将红糖水倒入，搅拌使阿胶充分融化。喝汤、吃蛋。建议在月经后期或经期过后服用。适用于月经量过大，血块不多，经血颜色不暗，稍偏淡、偏清稀，胃口尚佳的女性。对于本身胃口不好、饭后腹胀、大便易溏稀不成形者不建议服用。

阿胶银耳羹

材料 阿胶 3 克、干银耳 20 克、枸杞 10 克、冰糖适量。

做法 干银耳 20 克先泡发，然后切成小朵；银耳和枸杞子一起放入锅中，加水煮开后加入冰糖，转小火煮15～20 分钟；然后加入打碎的阿胶，不断搅拌至阿胶溶化，即可饮用，银耳可直接吃。银耳本身有补肺清肺的作用，配上阿胶适用于有慢性肺病、时常咳血、痰量不多或无痰、口干、舌偏干有裂纹者。禁忌者同阿胶蛋。

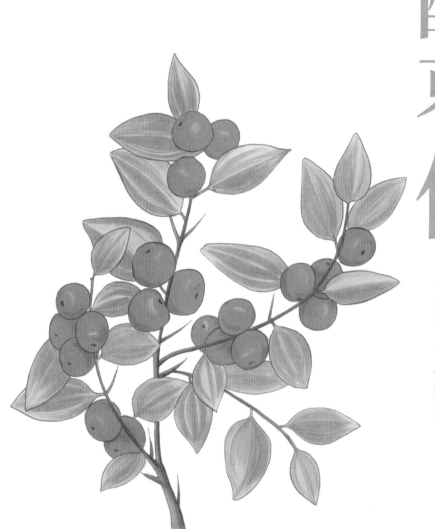

酸枣仁

不吃枣子偏吃仁，
只为养血助睡眠

　　《名医用药佳话》一书中有这样一个故事：唐朝时，有一个人患了癫狂症，发作时哭泣不止、到处乱走，服了很多医生的药均不见好转。家人十分焦急，便请了名医孙思邈前来诊治。孙思邈看过病人便嘱咐："先取些咸食来给他吃，待其口渴时再来叫我"。到了傍晚，病人吃完食物后果然口渴，家人赶紧报知孙思邈，孙取出一包药粉，米汤调下，让病人服用，并安排其住在一间僻静的房间。不多时，病人便昏昏入睡，孙再三嘱咐不要吵醒病人，待其自己醒来。直到次日半夜，病人才睡醒，神志完全清楚，癫狂痊愈。病家惊奇，问孙思邈用的是什么药。孙回答："我用的是朱砂酸枣仁乳香散，即取辰砂一两，酸枣仁及乳香各半两，研末，调酒服下，以微醉为度，吃完后要让病人睡下。病轻者，半日至一日便醒，病重者二三日方觉，须其自醒，病必能愈，若受惊而醒，则不可能再治"。

细解本草

　　名医孙思邈所用安眠方中，有一味重要的药便是酸枣仁，《神农本草经》记载酸枣仁"久服安五脏，轻身延年"，味道甘、酸，能够养肝、宁心、安神、敛汗，具有镇静、催眠的作用。酸枣仁并不是寻常所吃的红枣的果仁，是结在一种野外的多刺灌木上，比起大枣来果实又小又酸，故得名"酸枣"。在外出郊游中，有时我们也会遇上这种小树，平常只知道吃枣肉，吐掉枣核，却不知道我们吐掉的这一部分果仁，正是酸枣的精华所在。

　　中医认为"气薄则发泄，厚则发热"，意思是味道或气味浓厚的本草有温阳益气的功效，如干姜、肉桂一类，而味道偏淡一些的就只有"疏通"的作用，还达不到补气的程度。大枣和酸枣便是一对很好的例子，大枣非常甘甜，因此有补养的功效，常作为各种养生膳食的"百搭品"。酸枣甜中带酸，酸枣树则浑身带刺，有助于行气开结。果仁的作用一般正好和果肉相反，酸枣肉主通，酸枣仁便主补；酸枣肉多用于祛风除湿，使人体之气走向外周，酸枣仁的作用方向刚好相反，是帮助人体把输出去的气血"收回来"。

本草功效

中医理论认为，酸性具有收敛的作用。对于思绪纷乱的人群来说，繁重的工作生活节奏使得心力憔悴，而酸枣仁正好可以收住这些纷扰杂乱，使气血回归平静。安神助眠的中药很多，酸枣仁有什么特别之处呢？酸枣仁所治之失眠多与血分有关，中医认为心主血，肝藏血，《内经》有"人卧则血归于肝"一说，意思是人躺倒并减少活动的时候，原本输送到四肢百骸的气血会回流到肝中，肝血充盈后，肝气回收，人便会慢慢产生倦意，进入香甜的睡眠中。但血虚的人，虽然也躺下了，但回流的血不足以涵养肝气，人就总睡不着或者睡得不够踏实。这就像对着一个空瓶子灌入清水，灌入的水好比肝血，瓶子里的空气好比肝气，水灌得足了，气就没有那么亢盛，因此会睡得好，反之则会出现失眠等问题。酸枣仁味甘色红可以补血，同时又有"回收"气血的特性，更能帮助人体把更多的"气血"收拢到肝中，因此可以较快地发挥助眠的作用。

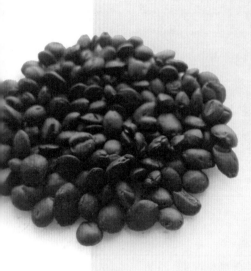

活用本草

酸枣仁适用于心烦思睡但又难以入睡、津伤口渴的人群。如果失眠患者出现身体重着、疲倦乏力、舌苔浊厚等痰湿之象，则需要配合健脾化痰之品，如陈皮、白术等；如果出现疲劳、怕冷、腹泻、口干但饮水不多、手足冰冷等阳虚之象，则应相应配合温阳之品，如北黄芪、益智仁等。

酸枣仁百合粥

 材料 酸枣仁30克，干百合20克，大米100克，鸡蛋黄2枚，冰糖适量。

 做法 将酸枣仁洗净，捣碎，同干百合在锅中浸泡一晚。蛋黄捣碎，大米洗净，放入锅内，加清水适量，武火煮沸后加入冰糖，转文火煮至粥成即可。本品适用于心肝气阴不足、心慌自汗、失眠多梦、头晕眼花、口干面红、心烦易怒等人群。

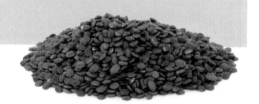

酸枣仁粥（出自《太平圣惠方》）

 材料 酸枣仁 50 克，熟地黄 10 克，粳米 50～100 克。

 做法 先将酸枣仁微炒之后捣碎成末，再将酸枣仁与熟地黄一起煎煮取汁（共可加水煎煮 3 次）。在药汁中加入粳米煮粥。本品功用为养阴益肝，补心安神，可治疗失眠多梦。这道粥在中医古籍《太平圣惠方》便有记载："治骨蒸不眠，心烦：用酸枣仁一两，水两盏，研绞取汁，下粳米二合，煮粥候熟，下地黄汁一合，再煮匀食。"原文的"骨蒸不眠"指的是夜间仿佛身体有热从骨头里面透出，导致入睡困难。

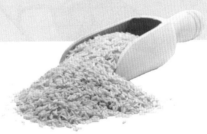

金樱子

小儿尿床不用愁，
固肾止遗请用它

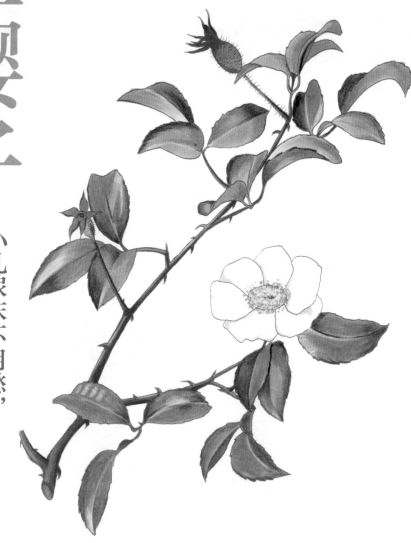

传说一户人家九代单传的独苗，有个"见不得人"的病——尿床，全家为之发愁。有一天，有个身上背着药葫芦的老人来到他们家找水喝。这位老人看起来饱经风霜，背上背着的药葫芦头上还拴着一缕金黄的缨子。他见这一大家子个个唉声叹气、愁眉苦脸，便主动询问，家人说明原因后向老人求药。老人说："我认识一种药专治这病，但眼下我葫芦里没有这种药。得到有瘴气的地方去找，非常危险"。这户人家便跪下恳求老人帮忙，老人叹了口气说："治病救人本是我的宗旨，我就跑一趟吧"。说完，背着药葫芦就走了。后来老人果然把药采了回来，孩子吃了以后尿床的毛病就好了，可惜老人因染了瘴气不久就过世了。这位舍己为人的老人始终没留姓名，人们只记得他背的药葫芦上系着一缕金黄的缨子，为了纪念他便把这药取名叫"金缨子"。

细解本草

现金樱子使用多做成膏剂，但此药毕竟以固涩为主，长期单药服用，会导致经脉气血闭塞，不利于气血的运行。因此，金樱子的使用一般需要配合具有流动特点的药材，如遗精梦遗之症，多为尿窍闭而精窍开，若不兼用利水之药把尿窍打开，一味使用金樱子固闭精窍，只会愈涩而愈遗，所以要配合芡实、山药、莲子、薏苡仁之类，用涩于利之中，用补于遗之内，才是金樱子的正确使用方法。就像有时候水管某个部分漏水特别厉害，并不是把这个地方堵上就完事了，还要检查其他管道是否有堵塞的地方，以至于漏水的部分压力增大而造成"泄漏"。

本草功效

据《景岳全书》中记载："金樱子味涩，性平。生者色青酸涩，熟者色黄甘涩，当用其将熟微酸而甘涩者为妙。其性固涩，涩可固阴治脱，甘可补中益气。故善理梦遗精滑，及崩淋带漏，止吐血衄血，生津液，安魂魄，收虚汗，敛虚火，益精髓，壮筋骨，补五脏，养血气，平咳嗽，定喘急，疗怔忡惊悸，止脾泄血痢及小水不禁。此固阴养阴之佳品，而人之忽之亦久矣，此后咸宜珍之。"《本草求真》中记载："收涩脾、肾与肺精气。金樱子专入肾、脾、肺，形如黄罂。生者酸涩，熟者甘涩，用当用其将熟之际，得微酸甘涩之妙。取其涩可止脱，甘可补中，酸可收阴，故能善理梦遗、崩带、遗尿，且能安魂定魄，补精益气，壮筋健骨。此虽收涩佳剂，然无故熬膏频服而令经络隧道阻滞，非惟无益，反致增害。震亨曰：经络隧道，以通畅为平和，而昧者取涩性为快，熬金樱膏为煎食之，自作不靖，咎将谁属？诸凡药品，须当审顾，不可不知。"

金樱子果实成熟的时候，外形颇似罂粟，而且果实表面带有刺，成熟的时候会有一股甜甜的香味发出，故又名金罂子、糖刺果。金樱子在将熟之时使用最佳，此时其味道微酸而甘涩，因为微酸涩可以收涩养阴，具有固精、止遗、止泄、固阴、养阴的作用。但是其酸涩之味又比较淡，故不会因为过于收涩而影响经脉流通；金樱子的甘味可以补脾养阴，故能补中益气、补五脏、养血气。

活用本草

　　金樱子以个大、色红黄、有光泽为佳，其内多毛及子，必须去净，才能补肾涩精。此药为收涩药，故有实火、邪热者忌服，金樱子虽然有止泻效果，但是对于因为湿热导致的腹泻是不宜使用的，因为过早使用收涩药，会导致病邪停留体内，不利于恢复。

金樱子酒

材料 金樱子 50 克，40～50 度的白酒 500 毫升，黄芪 5 克，党参 5 克，枸杞 5 克，冰糖 10～20 克，玻璃瓶 1 个。

做法 金樱子洗干净后晒干，将所有材料全部放入容器中，密封好，放置到阴凉之处，两个月后即可饮用。存得越久，口感越好。此酒具有补益气血、温经散寒的功效。

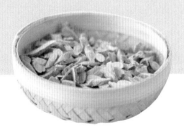

金樱子酱鸡

材料

三黄鸡1只，葱30克，生姜15克，药包1个（金樱子25克，桂皮、八角各5克，花椒2克，丁香3克），料酒20克，盐3克，鸡精2克，酱油15克，芝麻油10克，花生油1500克。

做法

取一半的葱切成葱花，余下的葱切成片。生姜切成片，鸡洗净备用。锅内放入清水1000克，下入葱片、姜片、药包烧开，煎煮30分钟左右，加入料酒、盐。下入鸡后转小火焖至熟透捞出，沥去水；锅内放花生油烧至六成热，将鸡除去表面水分，下入油中炸至枣红色，取出、沥去油；将鸡斩成块，按鸡的原形码入盘内。将酱油、芝麻油、鸡精、葱花放入碗内，调匀，浇在鸡肉上即成。此药膳具有散寒补虚、固肾养血的功用。

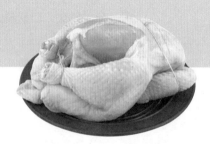

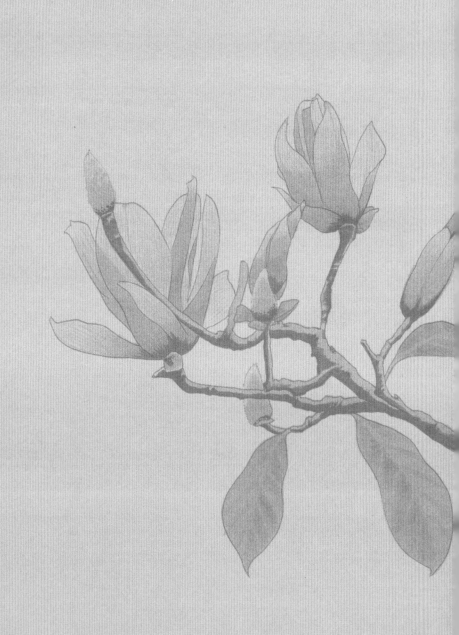

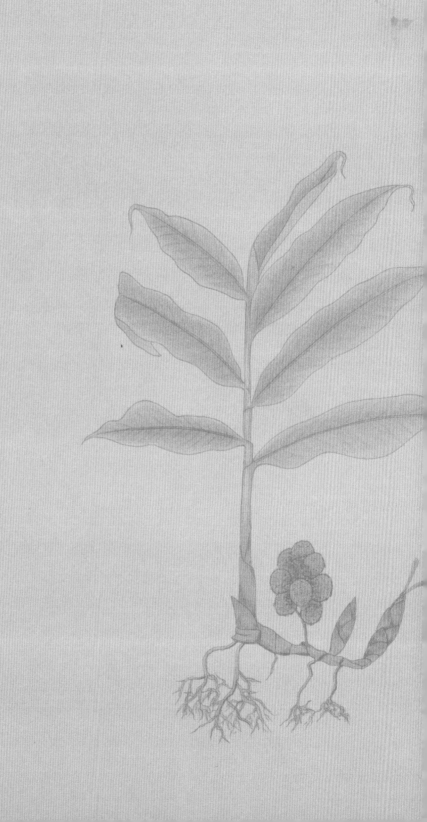

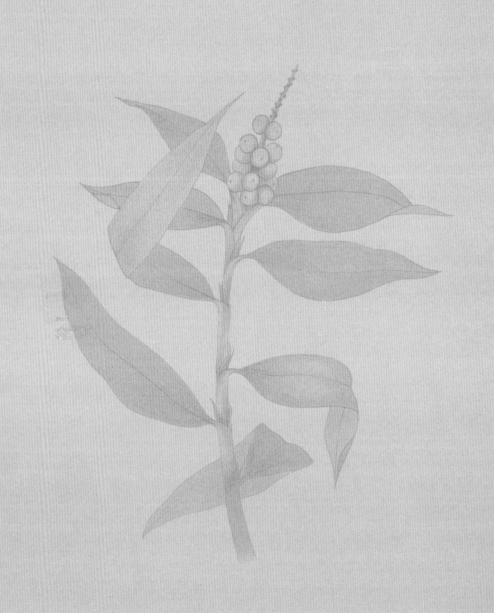

28柊